DeSLun

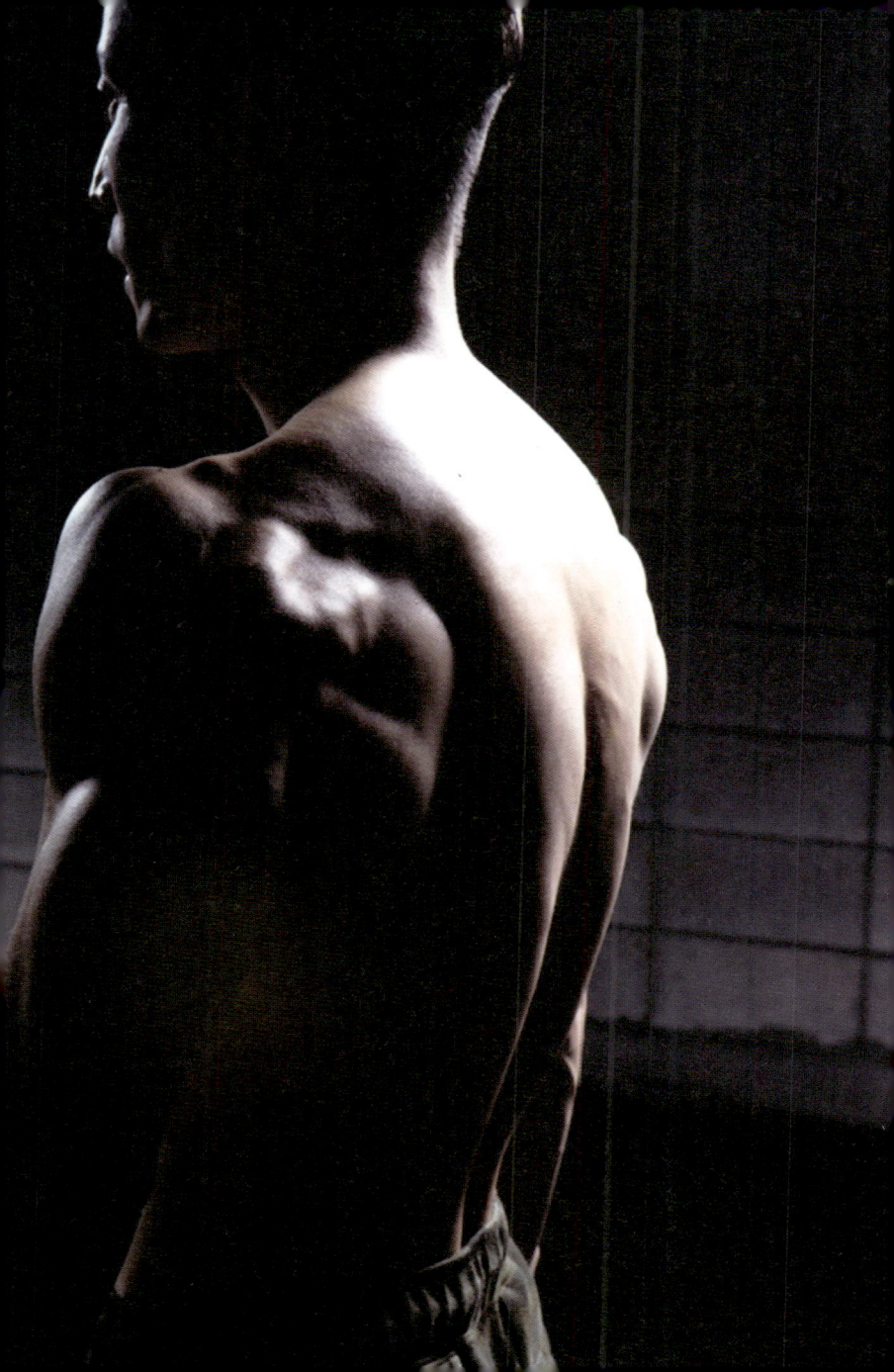

**옷걸이의 완성인 힙업은
하체운동 없이는 불가능하다**
_데스런

조성준 지음

DeSLun

맨몸운동으로도 충분하다
닥치고 데스런

남자는 코어
복근+하체

더디퍼런스

머리말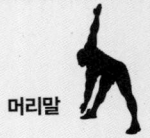

《닥치고 데스런-남자는》 에 대하여

상체의 운동은 크게 미는 운동과 당기는 운동으로 나뉜다. 그리고 코어는 크게 복근과 엉덩이·하체 정도로 나눌 수 있다. 모든 콘텐츠에 있어서 제목을 정하는 것이 가장 어려웠다. 초보자들에게 '닥치고 밀기' '닥치고 당기기'라고 전한다면 당연히 무슨 말인지 모를 것 아닌가?

그래서 이번 책은 미는 운동을 통틀어서 《남자는 어깨》라고, 당기는 운동을 통틀어서 《남자는 등판》이라고, 그리고 복근과 엉덩이·하체를 통틀어서 《남자는 코어》라고 이름을 지었다. 어떤가? 한번에 느낌이 팍 오는가?

이번 책의 특징은 앞서 나왔던 데스런의 전작과는 다른 '차별화'라고 말하고 싶다. 전작 《닥치고 데스런 BASIC》은 근육의 기본과 기초체력을 만드는 내용이었다. 그리고 《닥치고 데스런》은 《닥치고 데스런 BASIC》보다 조금 더 강한 운동과 실제 내가 해왔던 운동을 담았다. 그리고 《닥치고 데스런 우먼스》는 실제로 내가 와이프에게 시켰던 운동법을 구성하여 만들었다.

전작 3권의 특징은 이렇게 말할 수 있다.

"일단은 크다. 그리고 길다."

그래서 이번에 책을 기획할 때는 전작과는 다른 차별화를 부각하고 싶었다. 출판사의 제안과 나의 생각이 하나로 합쳐져 나오게 된 이 책의 특징을 소개한다.

손바닥만 하게.
언제든 주머니나 가방에 들어갈 만한 사이즈로.
부위별로 한 권씩 심플하게.
정말 해야 하는 운동만 심플하게 담아낸.

이런 가벼운 책을 만들고 싶었고, 이렇게 책으로 나오게 되었다.

'왜 기존에 있던 운동에서 몇 개씩 빠졌을까?'

이렇게 생각하는 이들도 있을 거라 생각한다.
맞다. 맨몸운동만으로 수업을 진행한 지가 벌써 5년이다. 그러다 보니 굳이 필요가 없거나 굳이 하지 않아도 될 듯한 동작은 굳이 이 책에 담을 필요가 없겠다고 생각하게 되었다. '만약 내가 운동을 아예 모르던 백지상태로 돌아간다면?'이라고 생각할 때 '그렇다면 딱 이렇게 운동하겠다' 싶은 것만 골라 담았다. 그러니 믿고 한번 따라와 보라.

│ 차례 │

머리말 – 《닥치고 데스런-남자는》에 대하여
들어가는 글 – 남자라면 모름지기 코어!

1 복근

01	플랭크	20
02	사이드 플랭크	22
03	크런치	26
04	레그레이즈	30
05	크런치 사이드	34
06	할로우보디 플랭크	43
07	할로우보디 홀드	46
08	플랭크 니크로스	49
09	플랭크 니사이드	54
10	바이시클 크런치	61
11	다리 펴고 발끝 치기	64
12	윈드쉴드 와이퍼	67
13	행잉 레그리프트	71
14	행잉 윈드쉴드 와이퍼	76
15	드래곤 플래그	82

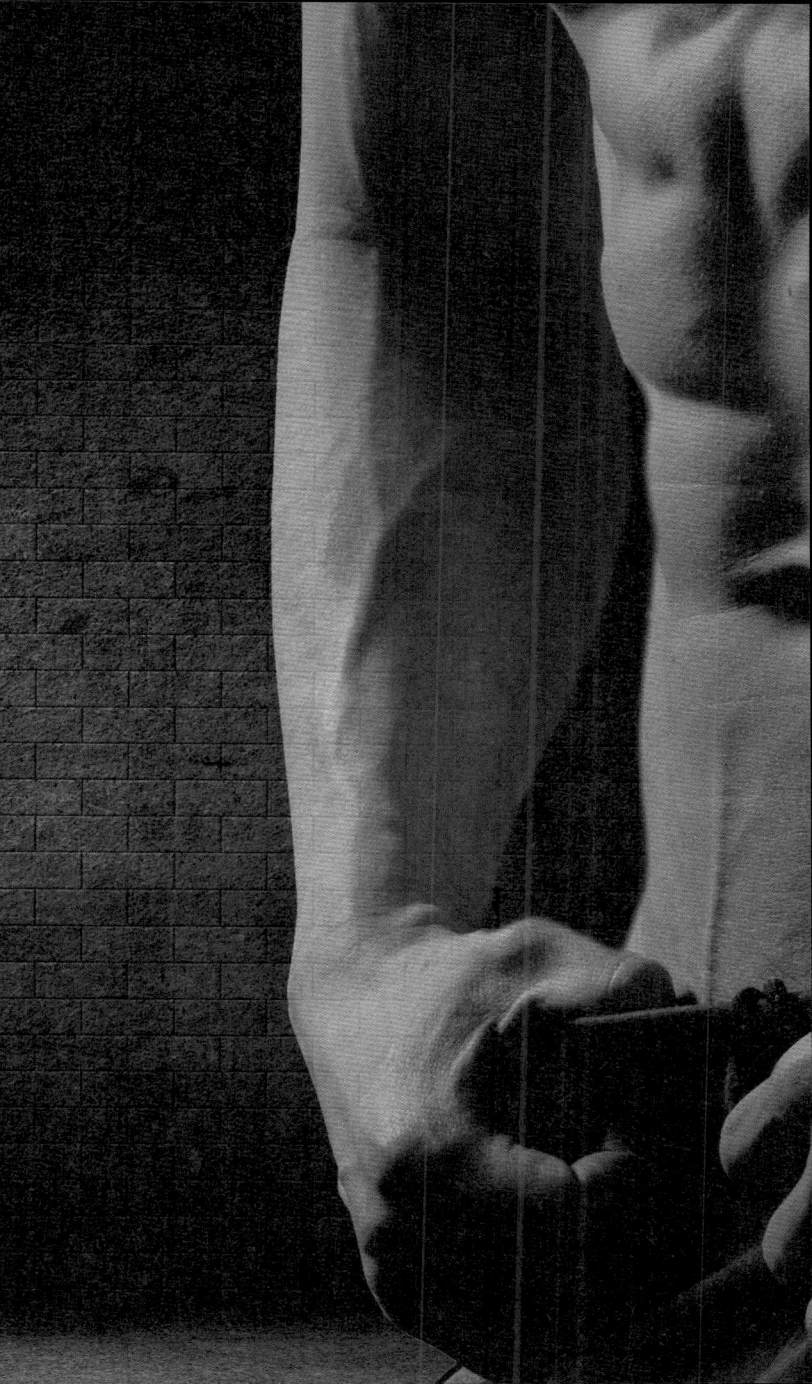

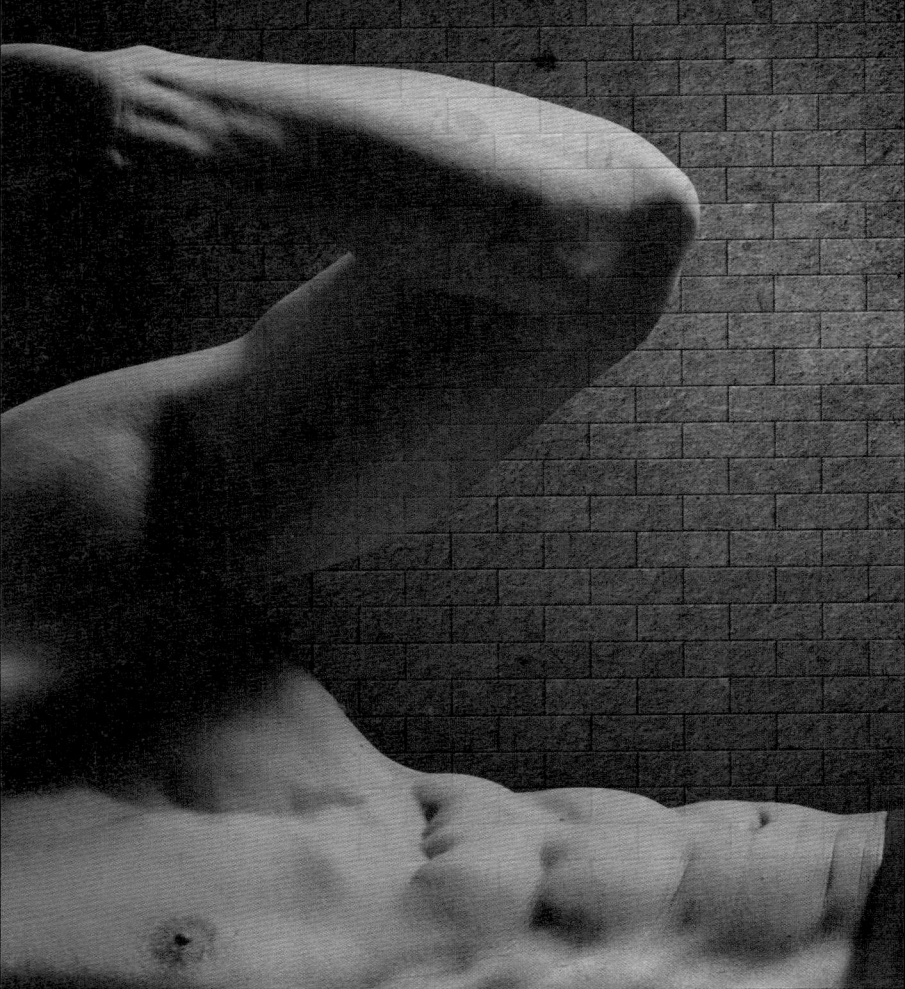

2 하체와 엉덩이

01 스쿼트　　　　　　　　　112
02 와이드 스쿼트　　　　　　118
03 점프 스쿼트　　　　　　　122
04 하이점프 스쿼트　　　　　125
05 백익스텐션　　　　　　　128
06 밴드 데드리프트　　　　　132
07 런지　　　　　　　　　　138
08 박스런지　　　　　　　　141
09 점핑런지　　　　　　　　144
10 피스톨 스쿼트　　　　　　150

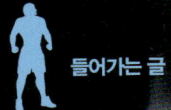

들어가는 글

남자라면 모름지기
코어!

하체. 우리 몸에서 가장 큰 근육이자 힘의 원천이 되는 부분이다. 코어라 함은 복근과 엉덩이와 허리와 다리를 통틀어서 칭하는 것이다. 이 책에서는 코어와 하체의 모든 것을 살펴볼 생각이다.

요즘 운동하는 이들을 보면 하체를 등한시하는 경우가 참 많다. 하지만 멋진 엉덩이와 허리는 원하면서 하체를 빼버리고 엉덩이와 복근만을 가져가는 건 매우 무리이다. 물론 나도 무식하게 두꺼운 몸은 그 자체를 싫어하고, 특히 옷 입을 때 허벅지 때문에 허리가 남아버리는 다리는 완전 싫어한다. 그래서 내 다리도 얇은 편이다. 그러나 아주 탄탄하다.

어떻게 그럴 수 있냐고? 이 책에서 소개하는 자신의 몸무게만을 이용한 하체 운동만 하면 된다. 그러면 두꺼워지는 대신, 얇지만 쩍쩍 갈라지고 탄탄한 엉덩이와 허리가 덤으로 따라오게 된다.

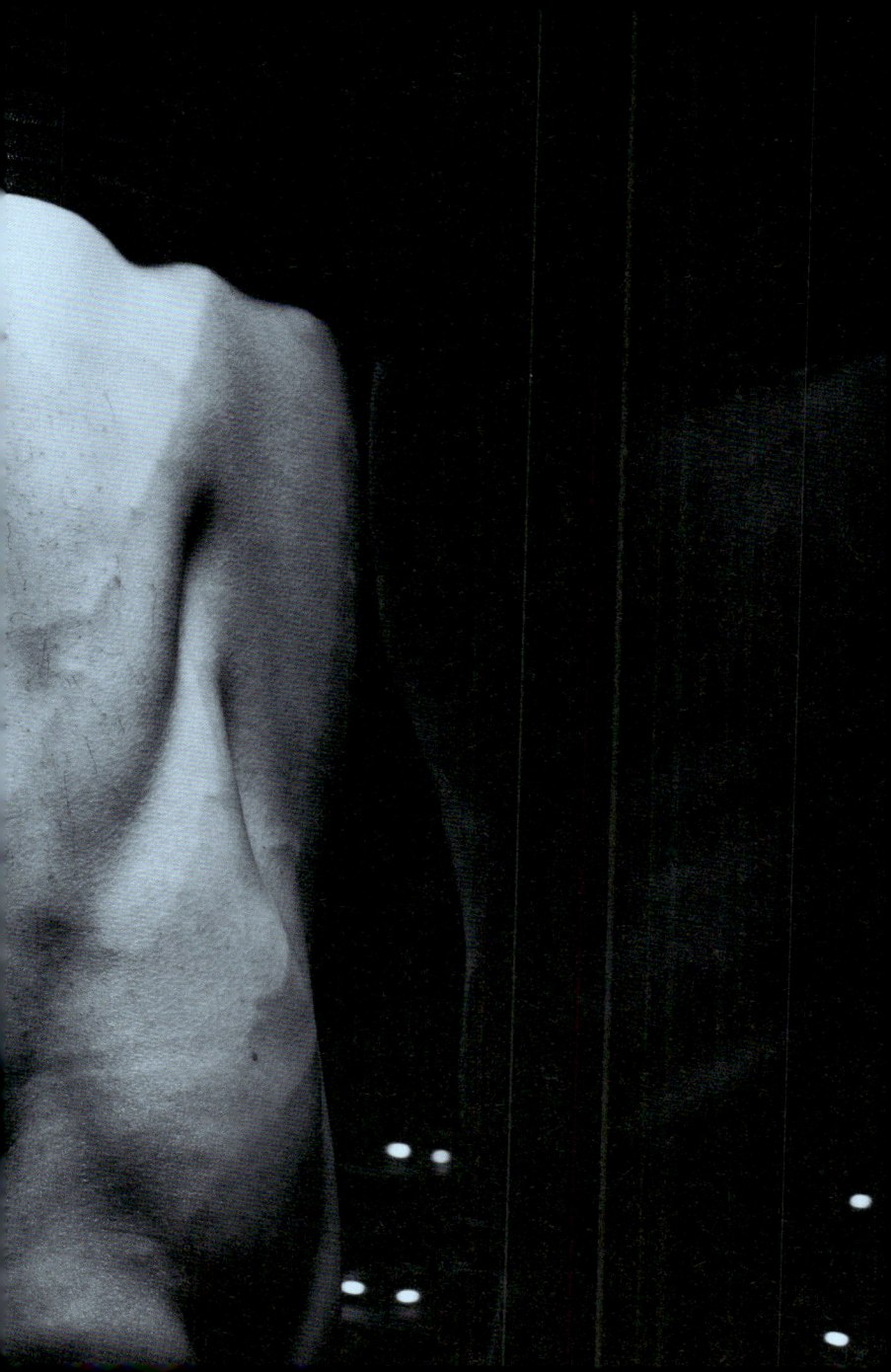

복근은 강한 남자의 전신사진에서 빠질 수 없는 부위이다. 많은 여자들은 이렇게 묻는다.

"복근 있어?"

대답할 필요도 없는 질문이라고 말하겠다. 사람이라면 복근은 누구나 있다. 없다면 몸을 일으키는 것 자체부터 불가능할 것이다. 누구나 있되, 지방으로 덮여서 안 보이거나 복근층이 얇아 선명하지 않을 뿐이다.

복근이 선명해지는 방법은 간단하다. 음식조절을 통해 겉에서부터 얇게 지방층을 만들어나가고, 강력한 복근운동을 통해 몸속 복근층을 두껍게 만들어주면 된다. 그러다 보면 언젠가는 껍데기가 얇고 알맹이가 두꺼운 멋진 복근을 눈으로 확인하게 된다.

아니, 솔직히 말하면 이렇게 운동할 경우 복근뿐 아니라 몸 전체의 지방층이 얇아진다. 복근을 보려고 덤비고 운동하다 보면 결과적으로 온몸에 있는 근육의 결을 모두 내 눈으로 확인하는 순간이 오게 되는 것이다. 이 책을 보고도 '그래도 방법을 모르겠다'라고 말한다면, 그건 모르는 것이 아니라 모르고 싶은 거라 생각한다. 일단 시작부터 해보자.

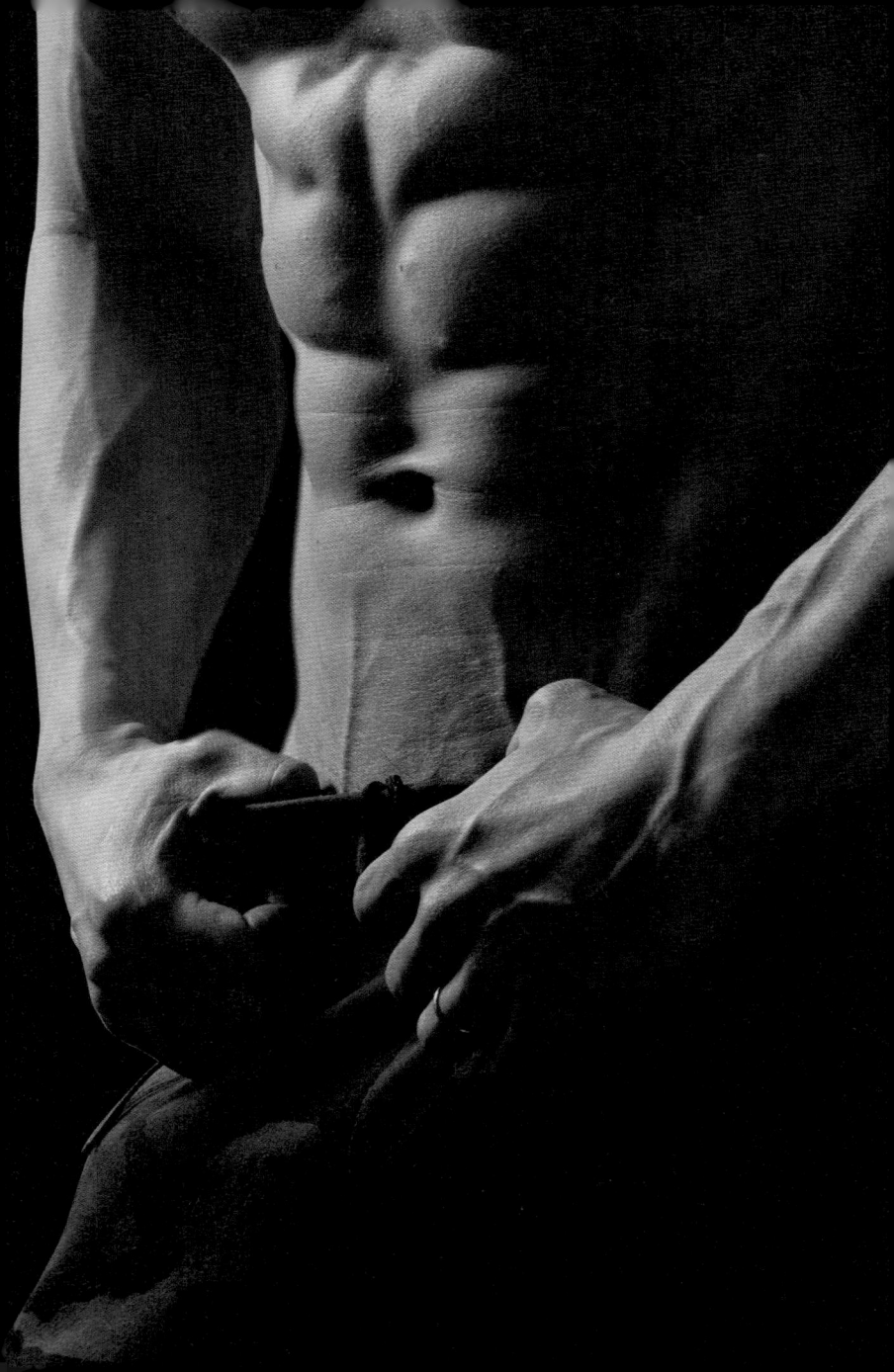

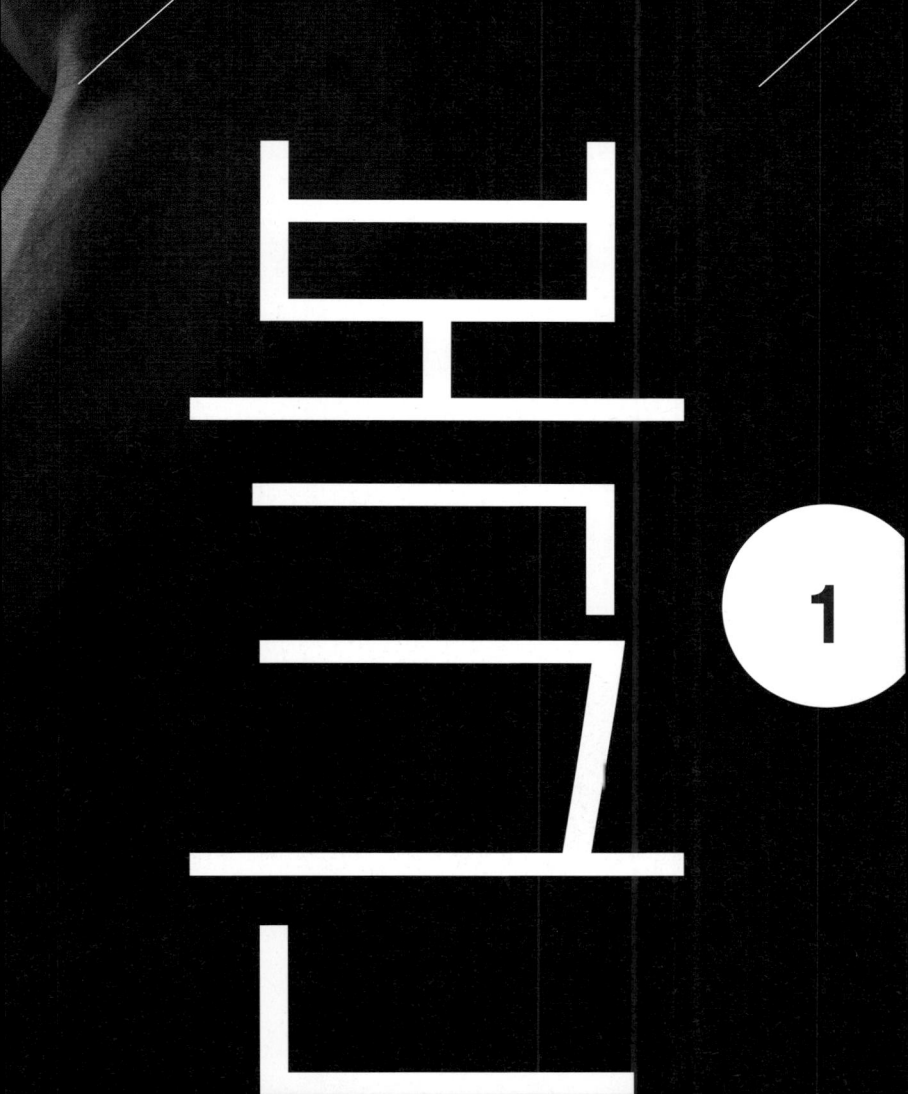

남자라면 복근

확신한다. 남자들이라면 이 책에서 가장 먼저 '복근' 부분을 찾아볼 것이다. 운동에 관심 있는 남자들에게 식스팩은 곧 로망이다.

식스팩 한번 가져보는 것이 소원이라면 반드시 명심해야 할 사실이 있다. 복부는 다른 부위와는 달리, 조금이라도 지방이 덮이면 그 안에 있는 식스팩이 묻혀서 드러나지 않는다는 점이다. 운동을 시작하는 지금 이 시점에서 뱃살을 한번 잡아보라. 가죽이 살짝 꼬집히는 정도라면 모를까, 그 이상이라면 지금의 뱃살덩어리를 걷어내기 전에는 아무리 복근운동을 해도 무리이다. 혈관까지 비칠 듯한 선명한 식스팩을 감상할 수 없다.

간단하게 생각하면 된다. 복부를 옆에서 단면으로 자른다고 상상해보자. 복부 피하지방이 5센티미터 이하인 사람이 열심히 복근운동을 한다면, 분명히 선명한 식스팩을 만들 수 있다. 즉 그렇게나 오매불망 보고 싶어 하는 식스팩은 5센티미터 두께 이내의 피하지방 밑에서 사람들의 시선을 부끄러워하며 살포시 숨어 있다는 말이다. 절대 그냥은 보이지 않는다.

식스팩을 보고 싶다면, 아니 남들에게 나의 멋진 식스팩을 자랑하고 싶다면? 그렇다면 무조건, 아무 이유 없이, 그냥 닥치고 음식조절부터 시작하자. 그것도 최소 1년 이상은 각오해야 한다. 경험상 1년 이내에 만든 식스팩은 1년이 지나고 난 뒤에도 남아 있는 경우가 드물었다. 원인은 방심이다. 한 번 생긴 복근이 영원할 것이라 착각하고는, 술 마시고 야식 먹으며 다시 예전의 생활로 돌아간다. 그리고 그렇게 2주일만 지내면 다시 복근이 숨어버린다. 열심히 참고 운동해서 간신히 식스팩 엇비슷한 걸 만들었는데, 겨우 며칠 먹었다고 이래도 되는가 싶을 정도로 허무해질 것이다. 하지만 누구나 그럴 수밖에 없으며, 당연히 그렇게 된다.

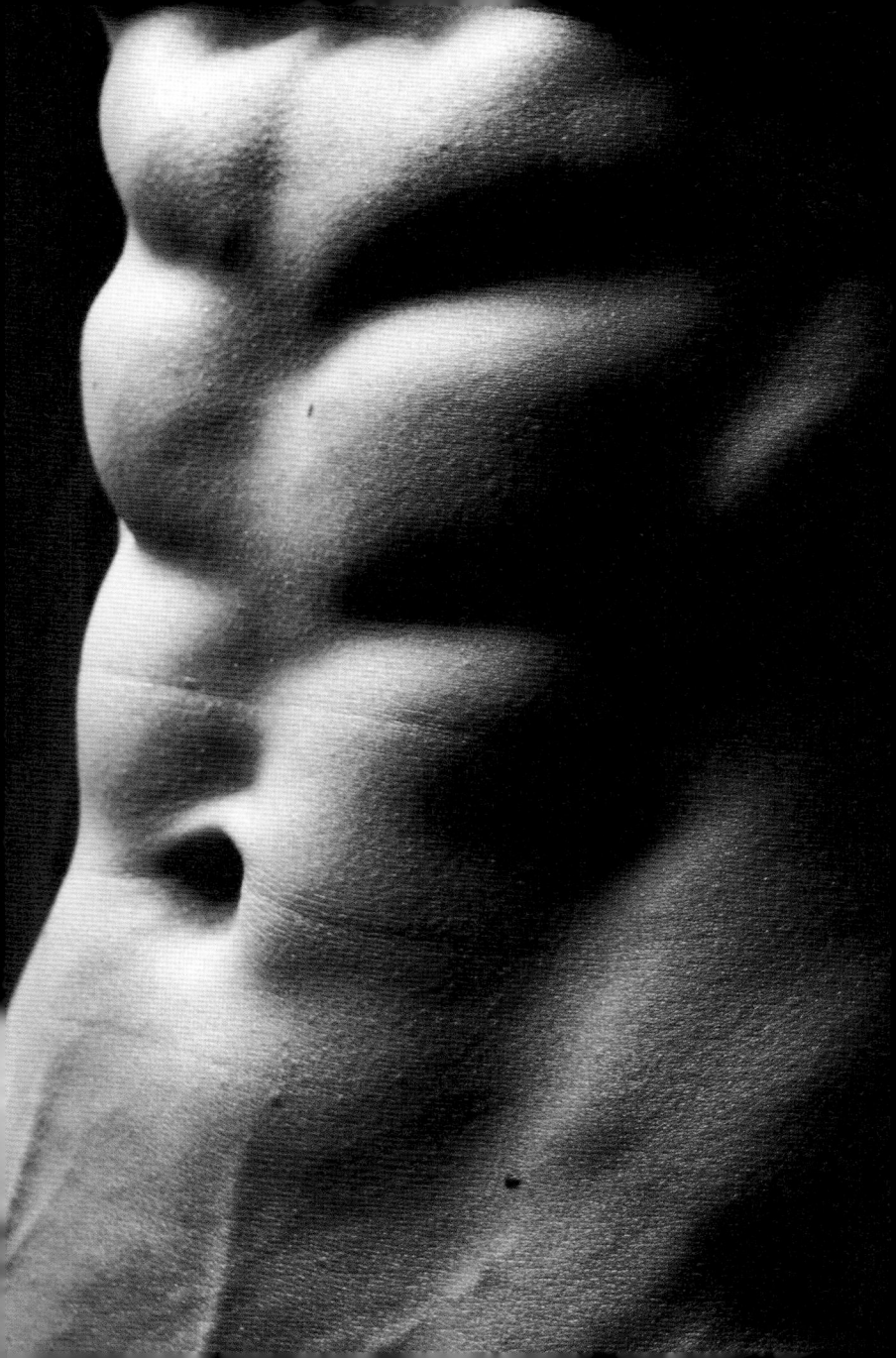

15년을 운동만 해온 나 역시 아무 생각 없이 2주일만 피자, 라면, 떡볶이, 짜장면, 치킨, 족발을 먹으면 일주일 만에 복부 껍데기가 두꺼워진다. 2주 후에는? 복근도 안 보인다. 세상 누구나 다 똑같다. 마르게 태어난 사람도, 멋진 몸매를 타고난 사람도, 30대부터는 식탐 앞에서 장사가 없다. 한 해 한 해 나이를 먹을수록 더더욱 처절히 싸워야 한다. 일반적으로 30대에 들어서면 근육량이 줄어들기 시작하고 기초대사량도 떨어지기 때문이다. 간단히 설명하자면 내 몸이 노화되기 시작했다는 말이다.

우리가 잘못 알고 있는 것을 하나 또 지적해보겠다. 복근은 만드는 것이 아니라, 다듬고 덧붙이는 것이다. 모든 사람은 식스팩이 있다. 식스팩이 없다면 자리에서 일어설 수조차 없을 것이다. 그러나 살아오면서 내 몸에 있다는 식스팩을 한 번도 못 본 이유는 원수 같은 지방덩어리가 복근을 뒤덮고 있기 때문이다.

나는 이 책에서 효과적인 운동을 통해 제대로 된 멋진 식스팩을 만드는 데까지만 도울 수 있다. 그 이후는 모두 자신의 몫이다. 열심히 만든 멋진 식스팩을 자신뿐 아니라 다른 사람의 눈앞에 보여주기 위해서는 음식조절이 반드시 따라줘야 한다는 사실을 잊지 말자. 식이조절을 안 한다면 아무리 멋진 식스팩을 만들더라도 절대로 볼 수 없을 것이다.

최소한 1~2년 정도 각오하자. 이를 참아내고 이겨내야만 멋진 식스팩을 볼 수 있다. 복부 지방을 걷어내고 뱃가죽이 팽팽하게 당겨진다면 내 복근처럼 쫙쫙 갈라지는 초콜릿 식스팩을 보게 될 것이다.

01 플랭크

허리가 안 좋다거나, 막 재활을 끝냈다거나 혹은 그 외의 다양한 이유로 크런치마저 부담되는 이들이라면 플랭크를 추천한다. 복근도 복근이지만 특히 엉덩이와 어깨에 강한 자극이 가는 동작이다. 관절을 움직이지 않고 버티는 플랭크로 기본적인 근력을 만든 다음 다른 동작을 시작한다.

복근운동과 관련하여 가장 많이 받아본 질문은 '허리가 안 좋은데 어떻게 운동을 하나요?'였다. 솔직히 말하자면 아픈데 운동은 무슨 운동인가? 아프면 그냥 쉬어라. 하지만 움직일 만하다면, 또 병원에서 이제 근육운동을 시작하라고 한다면, 이제는 조금 참고 슬슬 달래면서 움직이기 시작해보자.

말짱한 사람들도 운동을 하다 보면 조금씩 부위별 통증이나 문제를 느끼게 마련이다. 나도 마찬가지이다. 근육으로 강하게 붕대를 감아서 압박한다고 생각해라. 운동 없이 고칠 수 있는 방법은 수술뿐이고, 그 수술 또한 퇴화를 막을 수 없다. 운동으로 막아라. 그것만이 궁극적인 문제를 해결하는 방법이다.

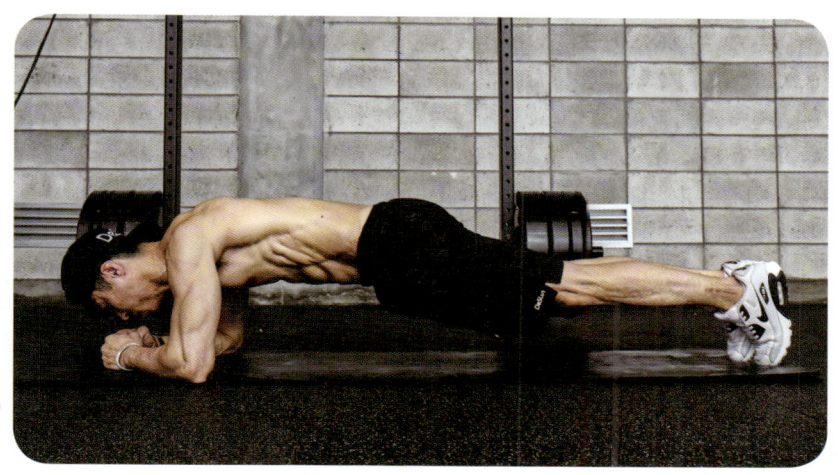

매트를 펴고 그 위에 자리를 잡는다. 양손을 모으고 팔꿈치와 팔 끝만 바닥에 대고, 몸을 일자로 펴서 버틴다. 이 상태로 1분을 버틴다.

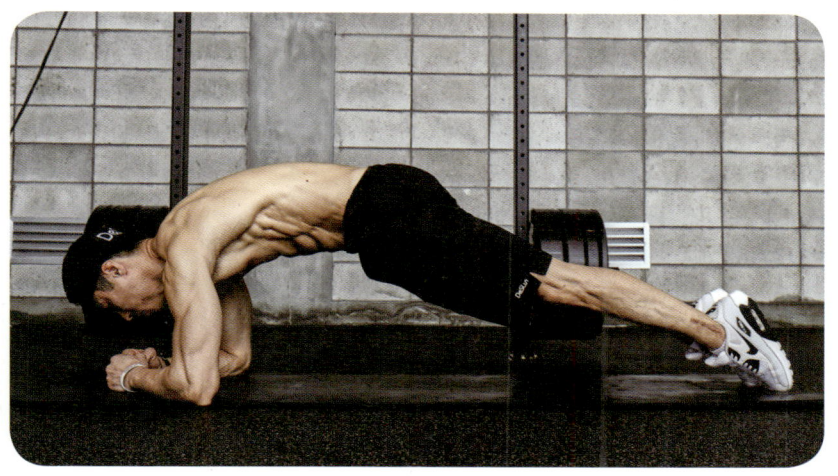

위 동작이 익숙해졌다면 한 단계 더 나아가보자. 복근에 더 강하게 힘을 주어 허리를 둥그렇게 말고, 엉덩이와 다리까지 힘을 주고, 발끝은 발등이 아래를 향하도록 한다. 이 상태로 1분간 버텨보자.

02 사이드 플랭크

허리가 가운데 있다고 생각하고 앞뒤와 양옆을 모두 운동해야 한다. 뒤에서 강도 높은 동작을 하다 보면 자연히 옆쪽도 자극이 되겠지만, 초반에는 버티는 근력을 따로 늘려주고 가는 편이 크게 도움 된다. 몸이 일자가 되도록 주의를 기울이고, 중심을 못 잡고 무너지거나 흔들리지 않도록 온몸에 힘을 주며 버틴다.

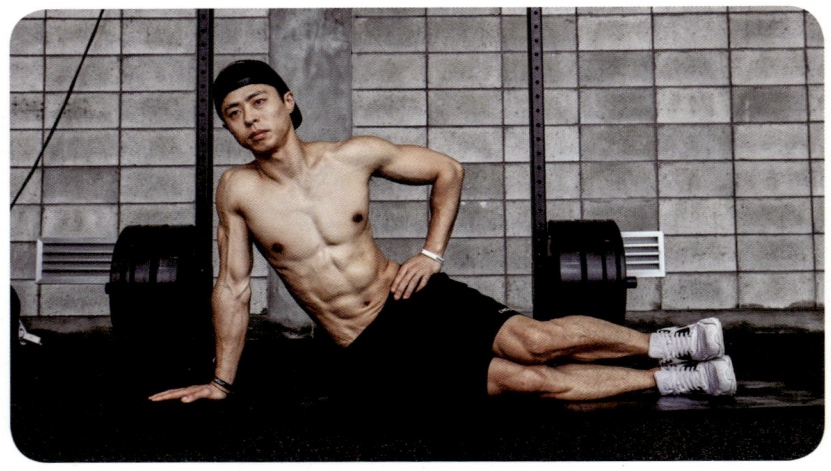

한쪽 팔을 곧게 펴서 바닥과 90도가 되도록 만든 다음, 양발을 포개서 자세를 잡는다.

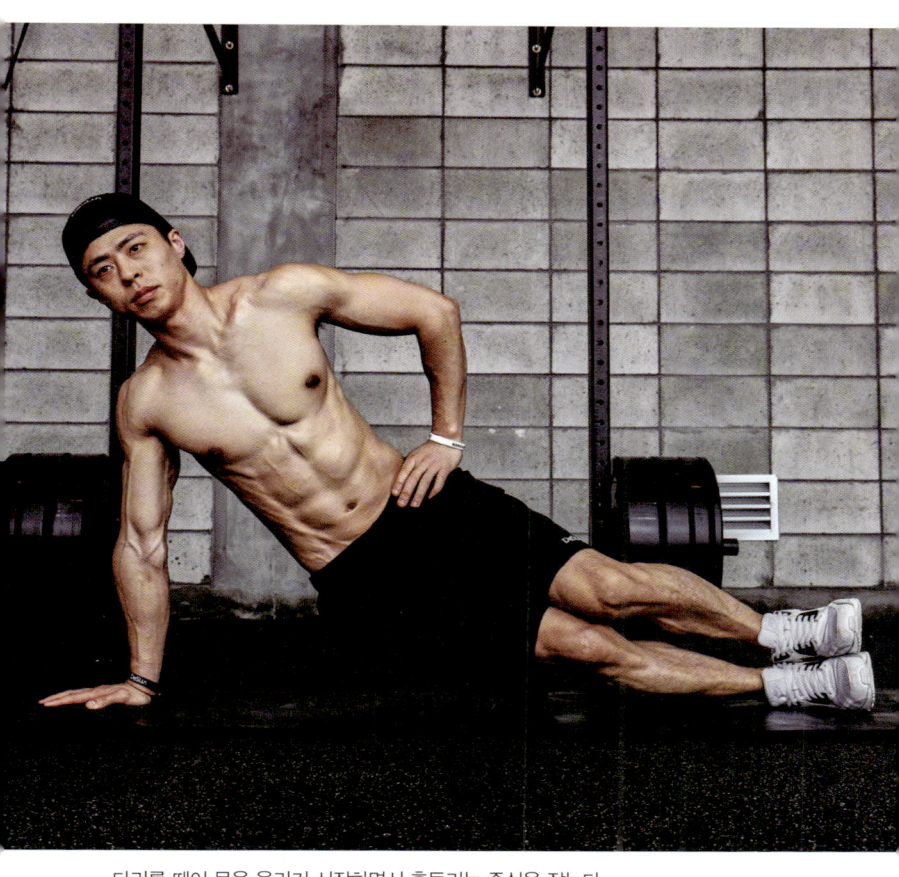

다리를 떼어 몸을 올리기 시작하면서 흔들리는 중심을 잡는다.

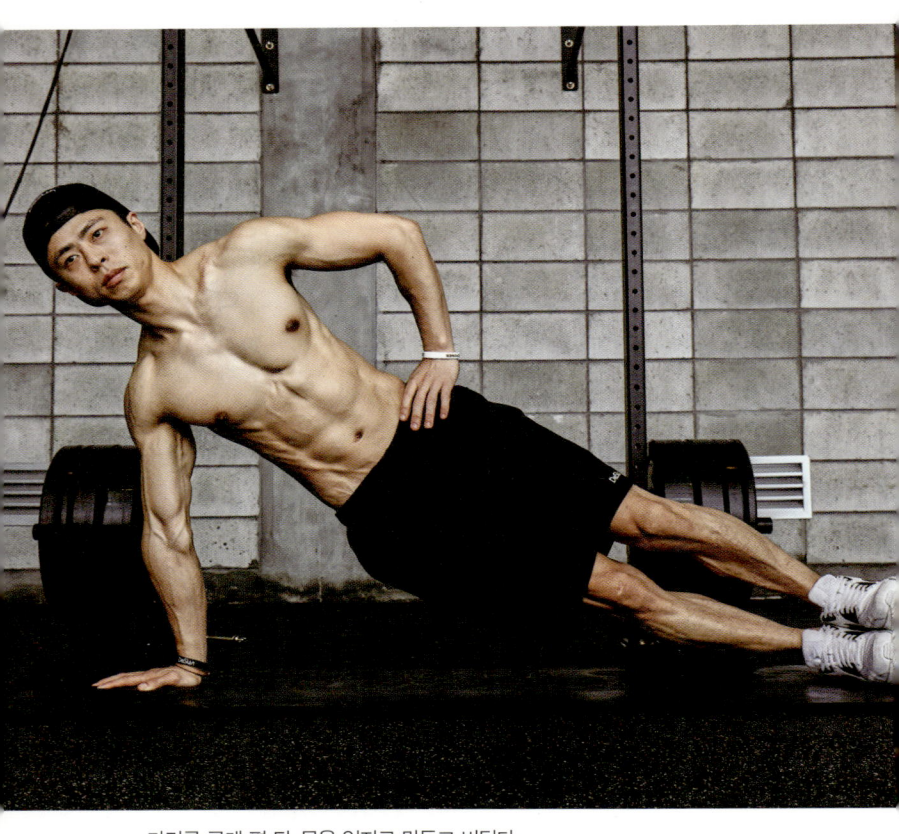

다리를 곧게 편 뒤, 몸을 일자로 만들고 버틴다.

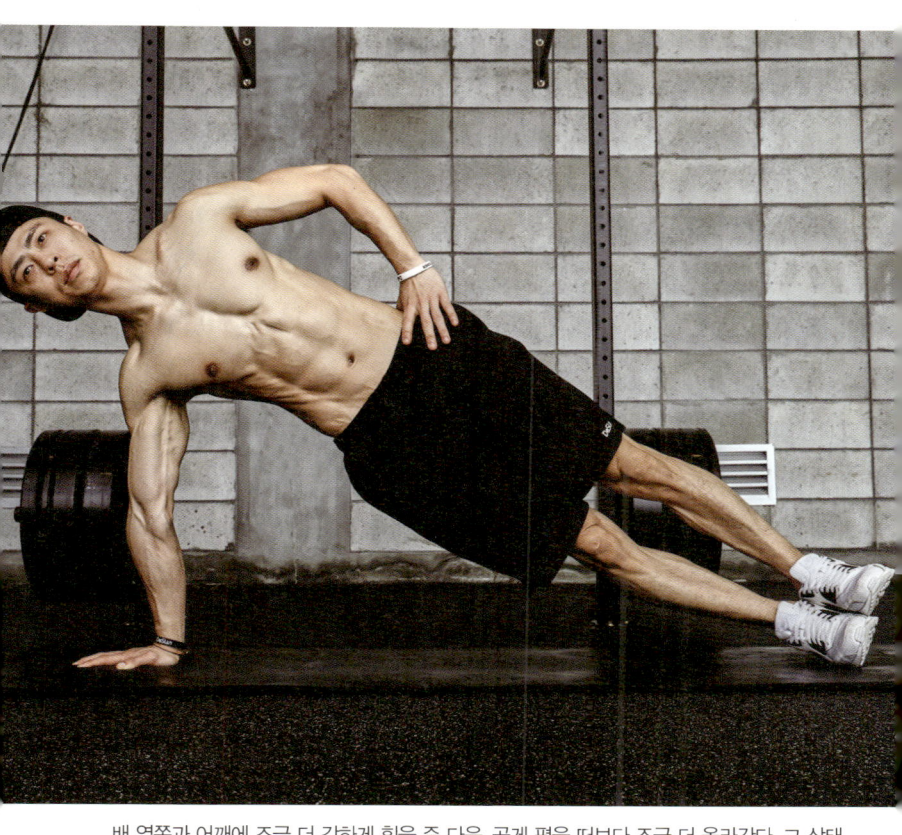

배 옆쪽과 어깨에 조금 더 강하게 힘을 준 다음, 곧게 폈을 때보다 조금 더 올라간다. 그 상태로 멈추고 1분간 버티게끔 노력한다.

03 크런치

앞서 소개한 2단계를 열심히 했다면 지금쯤 어느 정도 복근에 힘이 들어간 상태일 것이다. 분명 스스로도 느낄 수 있는 정도일 것이다.

그렇다면 이제는 강하게 수축하는 동작으로 진도를 더 나가보자. 복근운동의 아주 기본적인 동작이지만, 이 동작만 열심히 해도 복근을 볼 수 있게 된다. 진짜다. 물론 그만큼 힘들다. 가장 간단하면서도 짜증 나리만치 타들어가는 고통을 준다.

이 동작을 처음 하는 이들은 대부분 목이 아프다고 말한다. 뻐근하다는 것이다. 당연하다. 사람마다 다르겠지만, 일반적으로 성인의 머리 무게는 3~5킬로그램 정도라고 한다. 이 머리를 목이 받치고 당기기 때문에 아픈 것일 뿐이다. 목의 근육도 같이 성장하면 나중에는 뻐근함을 느끼지 않게 된다.

크런치는 상체와 하체를 연결하는 복근의 힘을 주로 활용하지만, 목과 목 주변 근육에도 같이 부하가 걸린다. 그러므로 약간의 목 부위 통증은 목의 근육도 함께 단련되는 과정이라고 생각하는 게 좋다. 목이 아프다고 목을 잡거나 턱을 가슴 쪽으로 당기면 기껏 해놓은 운동의 효과가 떨어진다.

관건은 속도이다. 올라가는 것조차 힘들다면 처음에는 반동을 주어야 한다. 하지만 나중에는 반동 없이 해야 된다. 학교 체력장에서 하듯 횟수 채우기 운동은 금물이다. 올라가면서 3초, 내려가면서 3초를 속으로 세면서 운동한다. 한 번을 하더라도 얼마나 집중하면서 동작하는지가 중요하다는 사실을 잊지 말자.

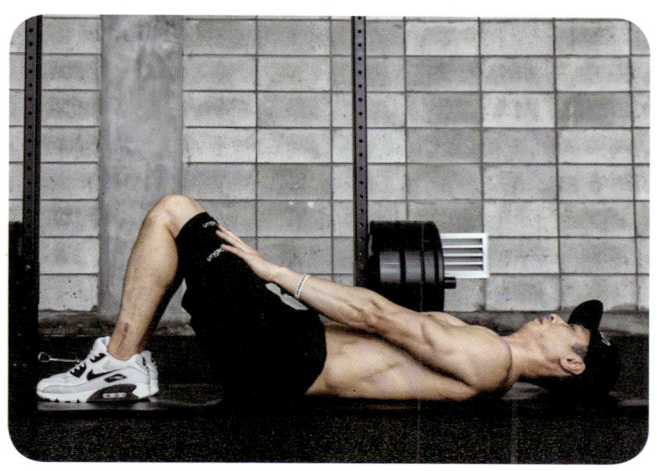

바닥에 매트를 깔고 눕는다. 무릎을 접고 허벅지에 손을 올린다.

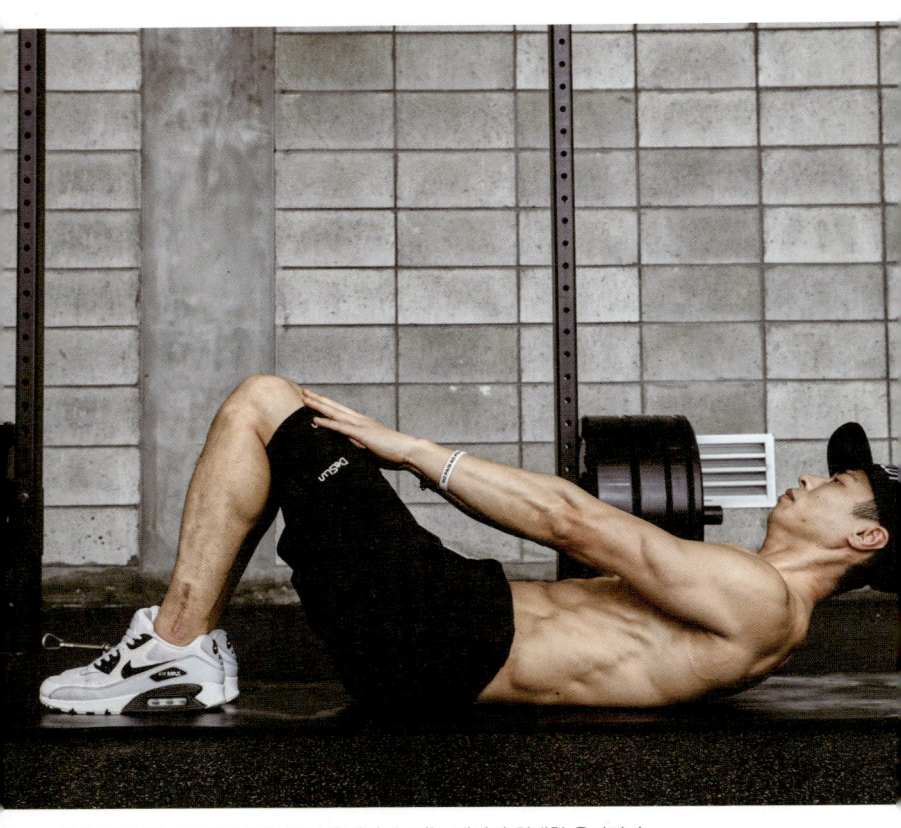

팔을 곧게 뻗고 복근에 힘을 줘서 올라갈 수 있는 데까지 최대한 올라간다.

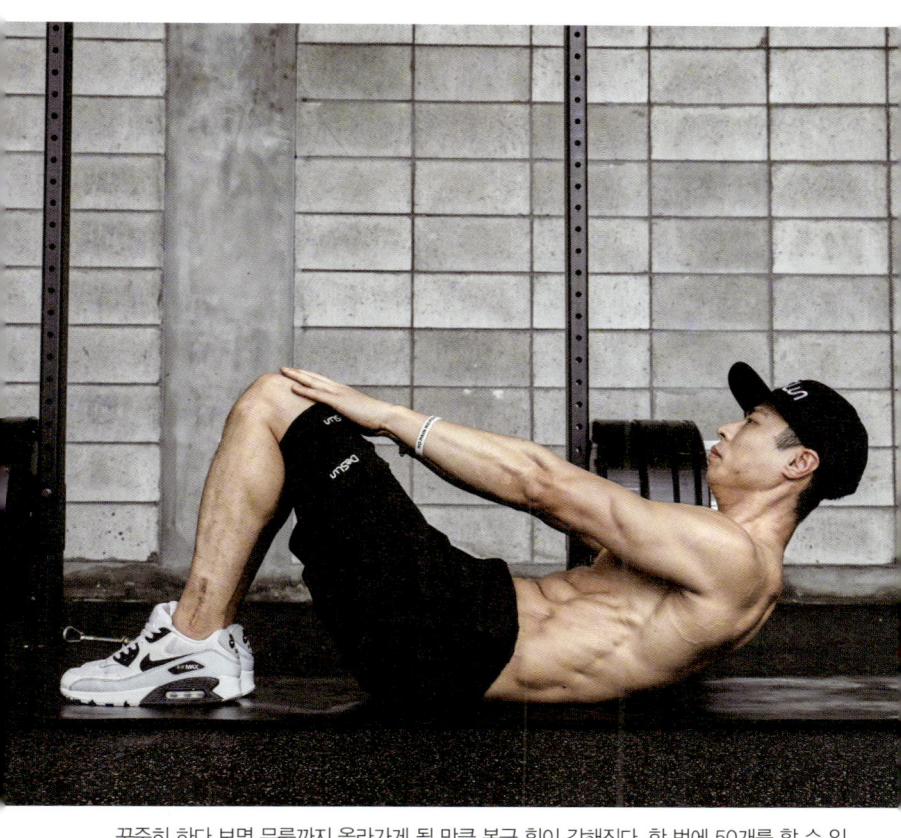

꾸준히 하다 보면 무릎까지 올라가게 될 만큼 복근 힘이 강해진다. 한 번에 50개를 할 수 있을 때까지 연습한다.

04 레그레이즈

레그레이즈는 크런치와 더불어 복근운동의 완전 기본이다. 크런치는 복근 윗부분부터 당겨오고, 레그레이즈는 복근 아랫부분부터 힘을 준다. 그래서 사람들은 크런치와 레그레이즈를 일컬어 상복부운동, 하복부운동이라고들 표현한다.

하지만 힘이 어디서부터 들어가는지의 차이일 뿐, 복근판이 다른 것은 아니다. 관건은 무릎을 펴는 동작이므로, 무릎을 접고 하는 동작은 이 책에 넣지 않았다. 이 책에는 가장 중요하고 반드시 해야만 하는 동작, 레그레이즈의 마지막이라고 부를 만한 동작, 즉 다리를 모두 펴고 하는 동작만을 넣었다. 다리를 모두 펴고, 발끝도 펴며, 허리는 바닥에 붙어서 떨어지지 않아야 한다.

레그레이즈를 할 때 허리가 아프다고 말하는 이들도 많다. 복근이 힘을 쓸 때는 복근 반대편의 허리도 함께 힘을 쓰게 마련인데, 복근에서 너무 빨리 힘이 빠져버리는 바람에 반대편의 허리에 더 많이 의존을 하느라 허리가 아파지는 것이다. 정확히 말하자면 허리가 아픈 것이 아니라 허리가 더 힘든 것이다. 이 또한 하다 보면 힘이 늘어나고 자세도 안정될 것이다. 일단 될 때까지 해라.

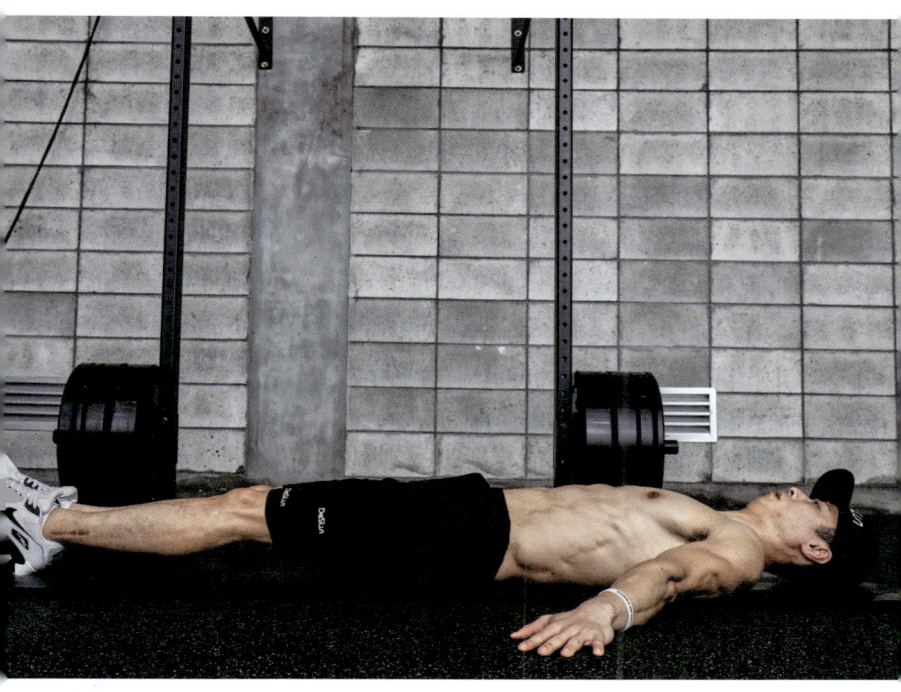

매트에 누워서 양발을 곧게 뻗고 바닥에서 5센티미터 정도 떨어뜨린다. 이때 허리는 사진처럼 바닥에 밀착된 상태여야 한다. 복근 힘이 유지된다면 붙을 수 있다. 허리가 떨어지는 순간은 복근 힘이 풀려서 허리가 동그랗게 말릴 때이다. 계속해서 이 자세를 유지해야 하는데, 만약 이미 허리가 떠버렸다면 저 동작에서 버티는 연습부터 지속적으로 해야 한다. 저 상태로 30초 정도 버틸 수 있다면 레그레이즈 동작을 하는 내내 허리가 뜰 일은 없을 것이다.

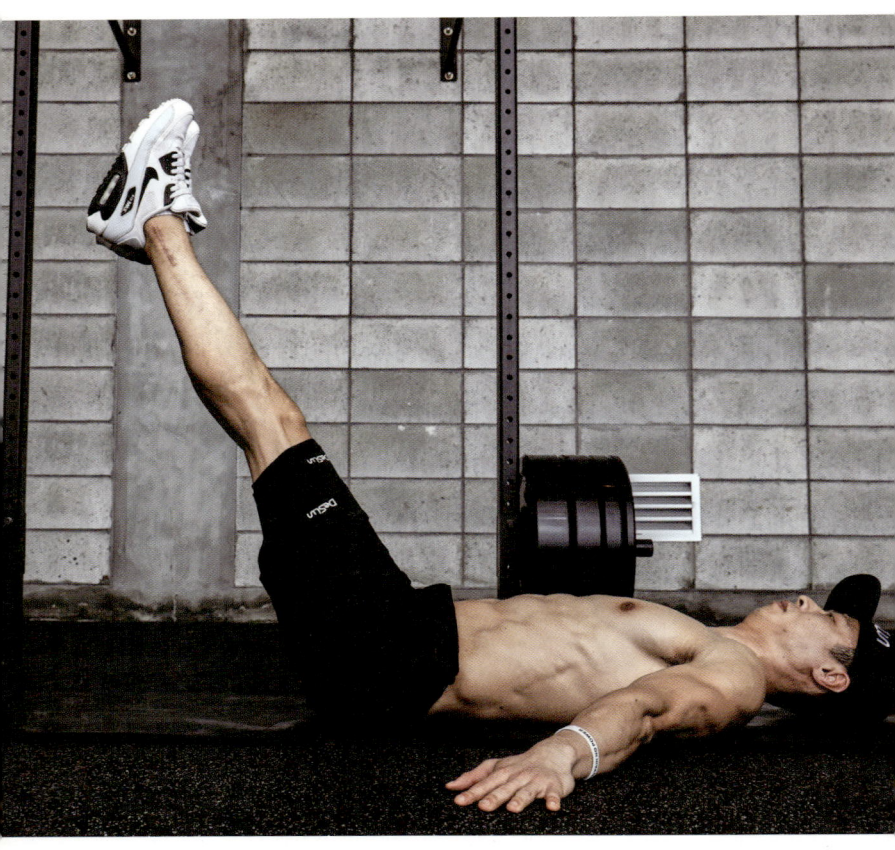

바로 앞 동작에서 허리를 계속 바닥에 붙인 상태 그대로 움직인다. 복근과 다리의 힘으로 다리를 천천히 당겨보자. 이때 허벅지 전체적으로 힘이 빠지면 무릎이 구부러지므로 안 된다. 복근뿐 아니라 다리에도 힘이 바짝 들어가 있어야만 무릎이 구부러지지 않은 상태로 당겨 올릴 수 있다.

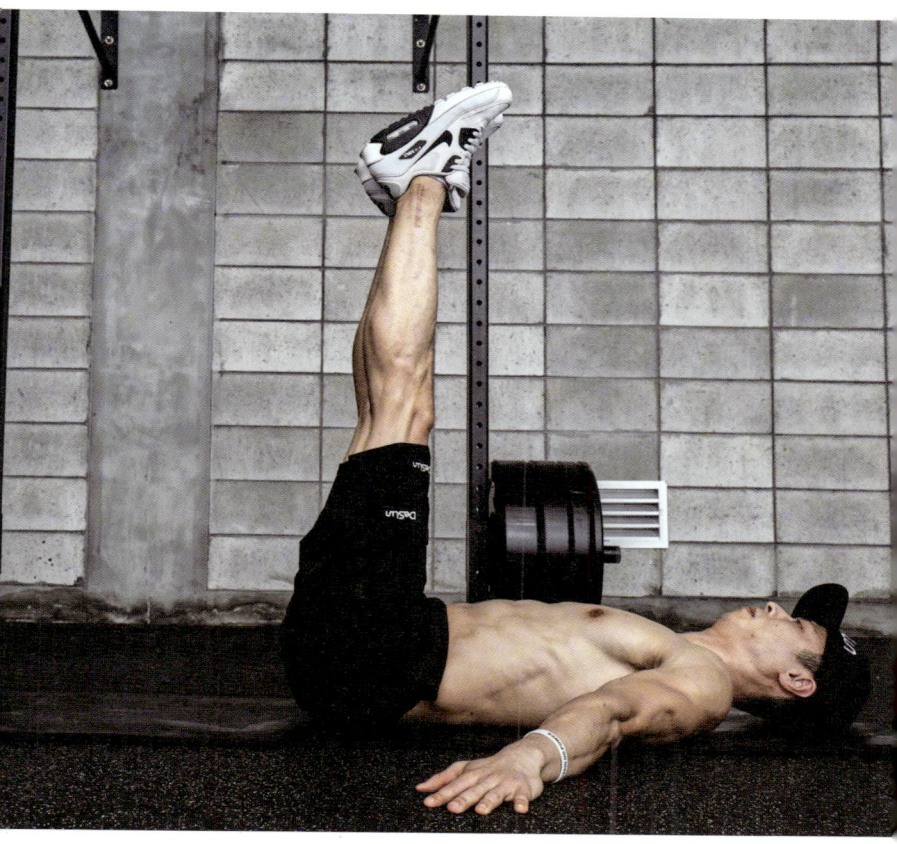

레그레이즈의 마지막 단계이다. 이 단계에서는 당연히 허리가 바닥에 붙어 있어야 한다. 신경 써야 할 곳은 다리이다. 복근과 동시에 다리에도 힘이 들어간 상태여야 한다. 무릎을 곧게 펴고 발끝은 하늘을 향한다. 이쯤 되면 꼭 이런 말을 하더라. '저는 유연성이 안 좋아서 다리가 안 펴져요'라고. 그러면 난 '우선 단 1초라도 이 자세를 취해봅시다'라고 대답한다. 그러면 딱 1초 동안 이 동작이 나온다. 그 말인 즉슨 불가능한 동작은 아니었다는 뜻이다. 힘들어서 못 버텼던 것뿐이다. 될 때까지 하자. 된다. 한 번에 30개를 할 수 있을 때까지 연습한다.

05 크런치 사이드

크런치 상태로 충분한 자극을 주었고 버틸 수 있는 힘도 만들났는가? 그렇다면 이제는 옆 부분까지 자극해서 다음 동작에 더욱 최적화된 근력을 만들어보자. 크런치 사이드는 이름 그대로 크런치를 사이드로, 즉 옆으로 하는 운동이다. 그러므로 앞서 소개했던 크런치 자세가 완벽하게 잡힌 후에 시작해야 한다. 그럼 사진과 설명을 보며 따라 해보자.

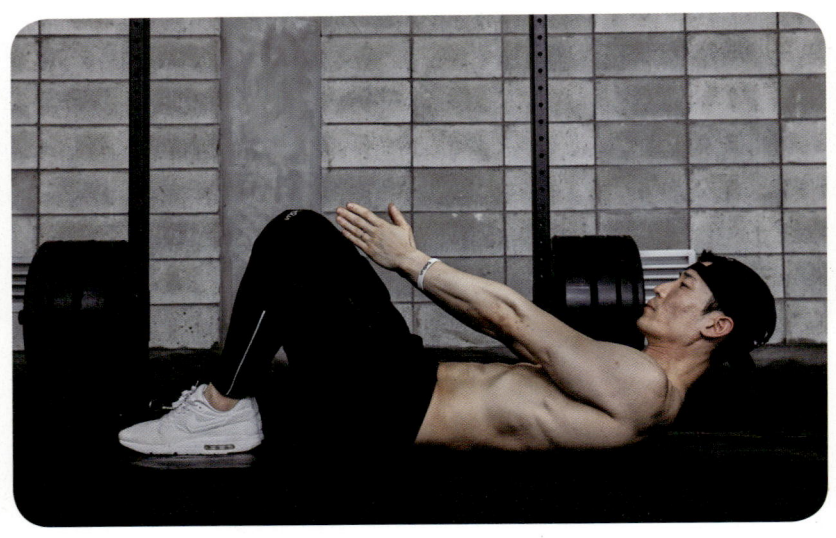

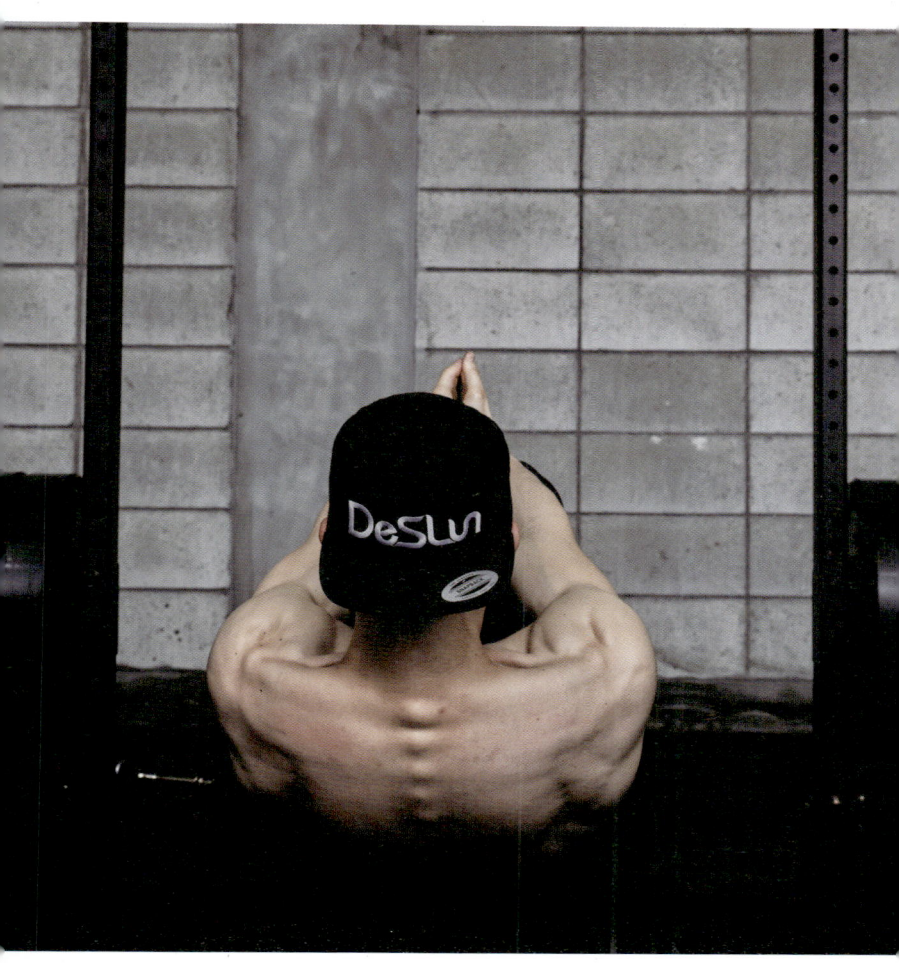

양손을 모으고 크런치 자세를 취한다. 크런치 사이드의 시작자세이다. 이 동작에는 내려가는 휴식이란 없다. 그저 계속 쭉쭉 이어가야 한다.

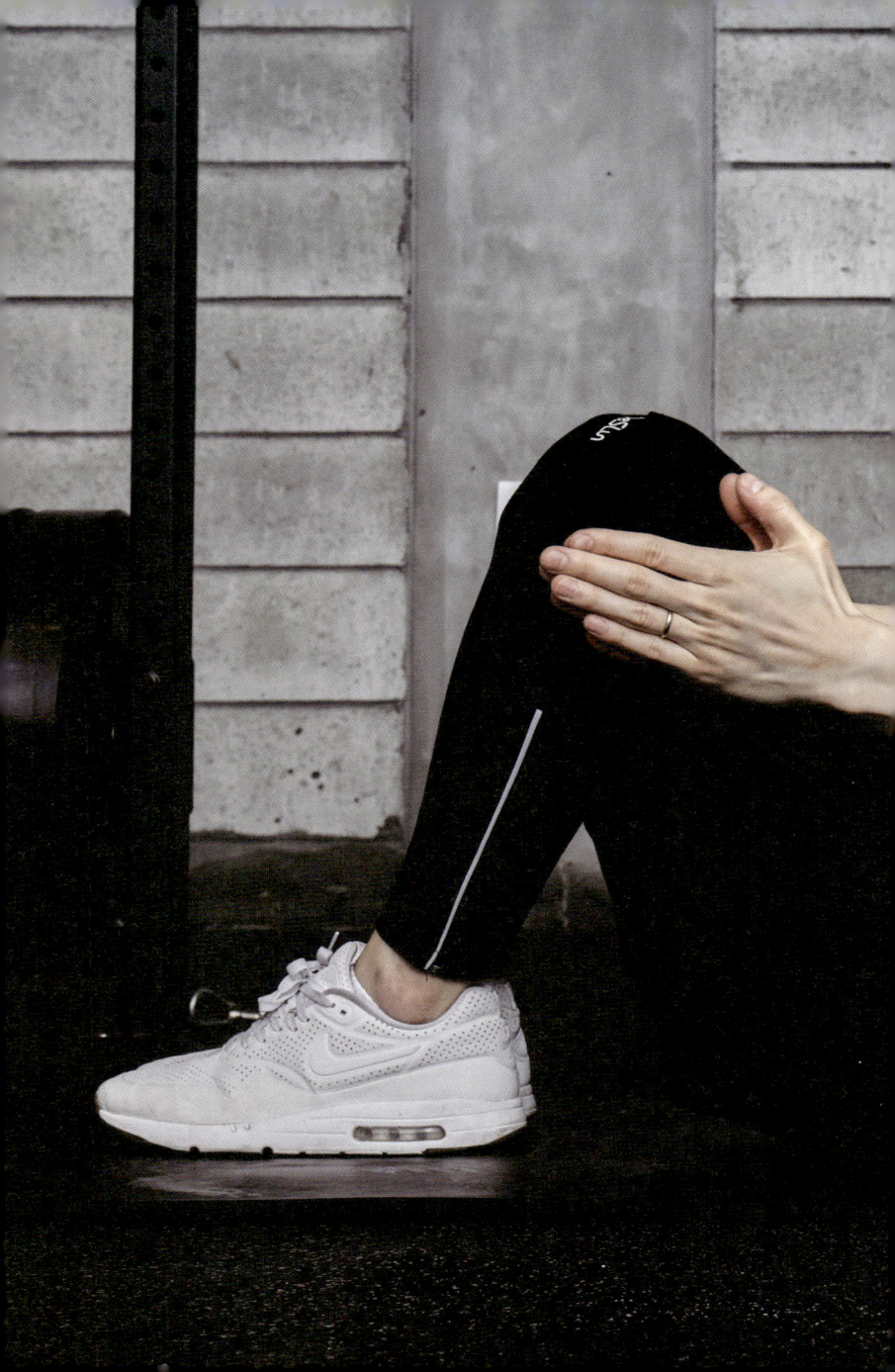

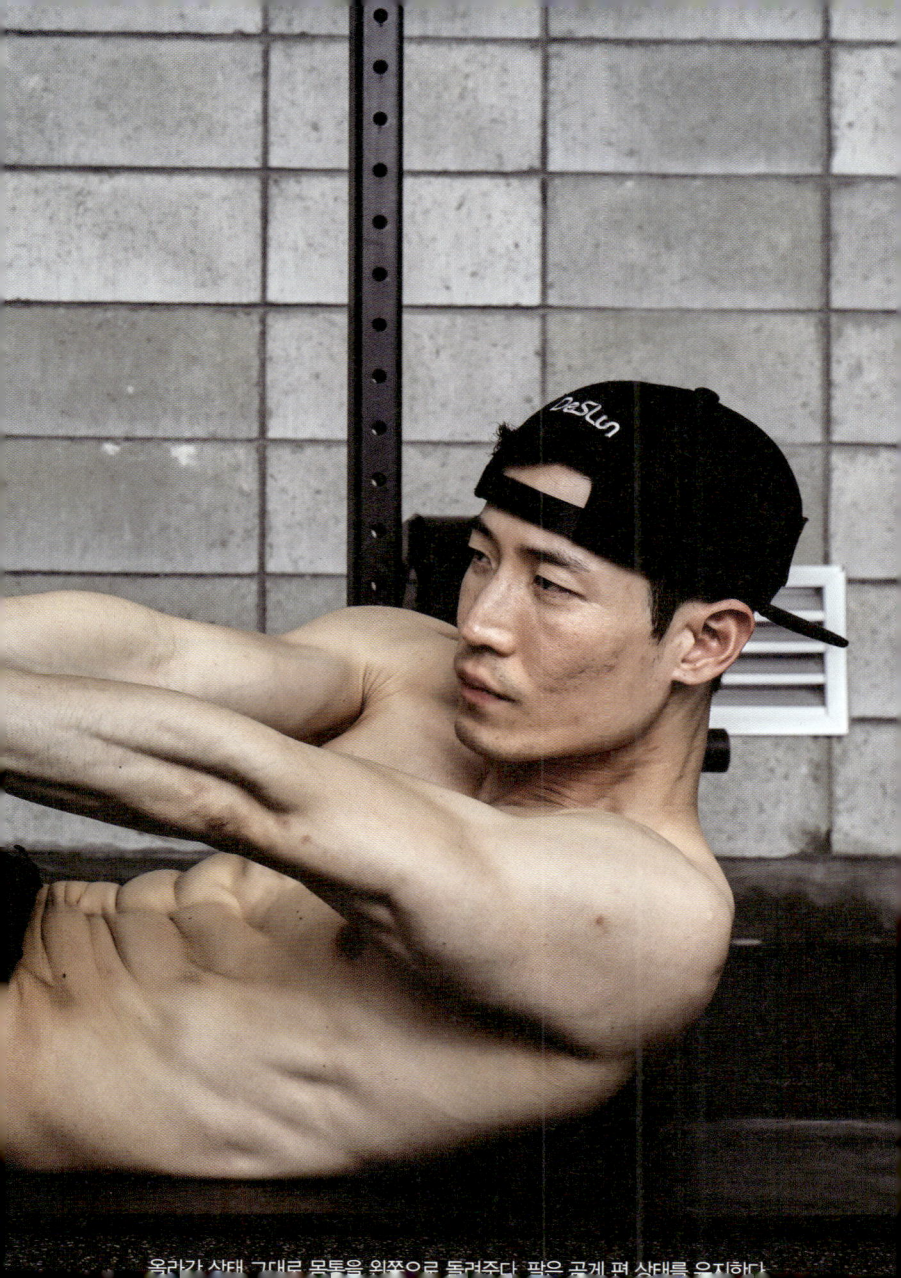

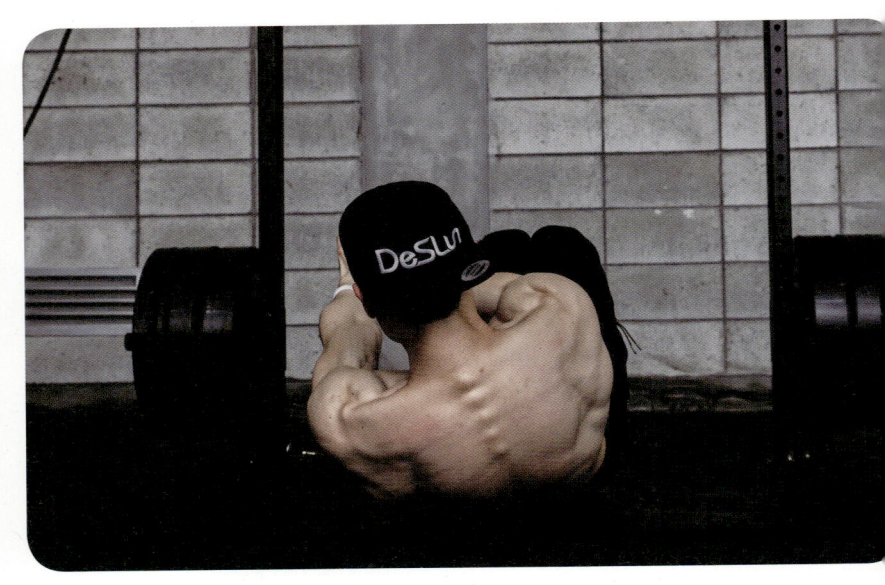

이때 손끝은 왼쪽 다리 옆 10센티미터까지 가도록 한다.

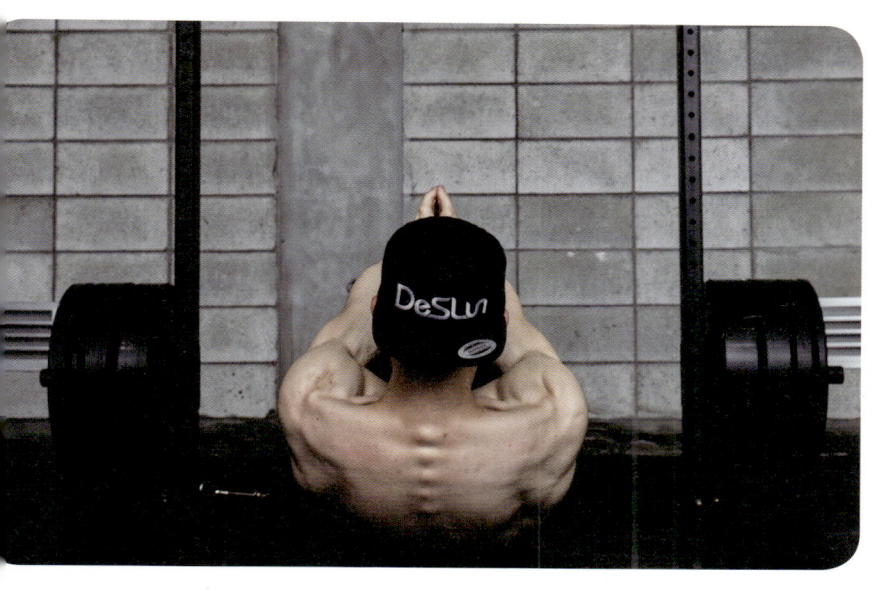

다시 중간으로 천천히 이동한다.

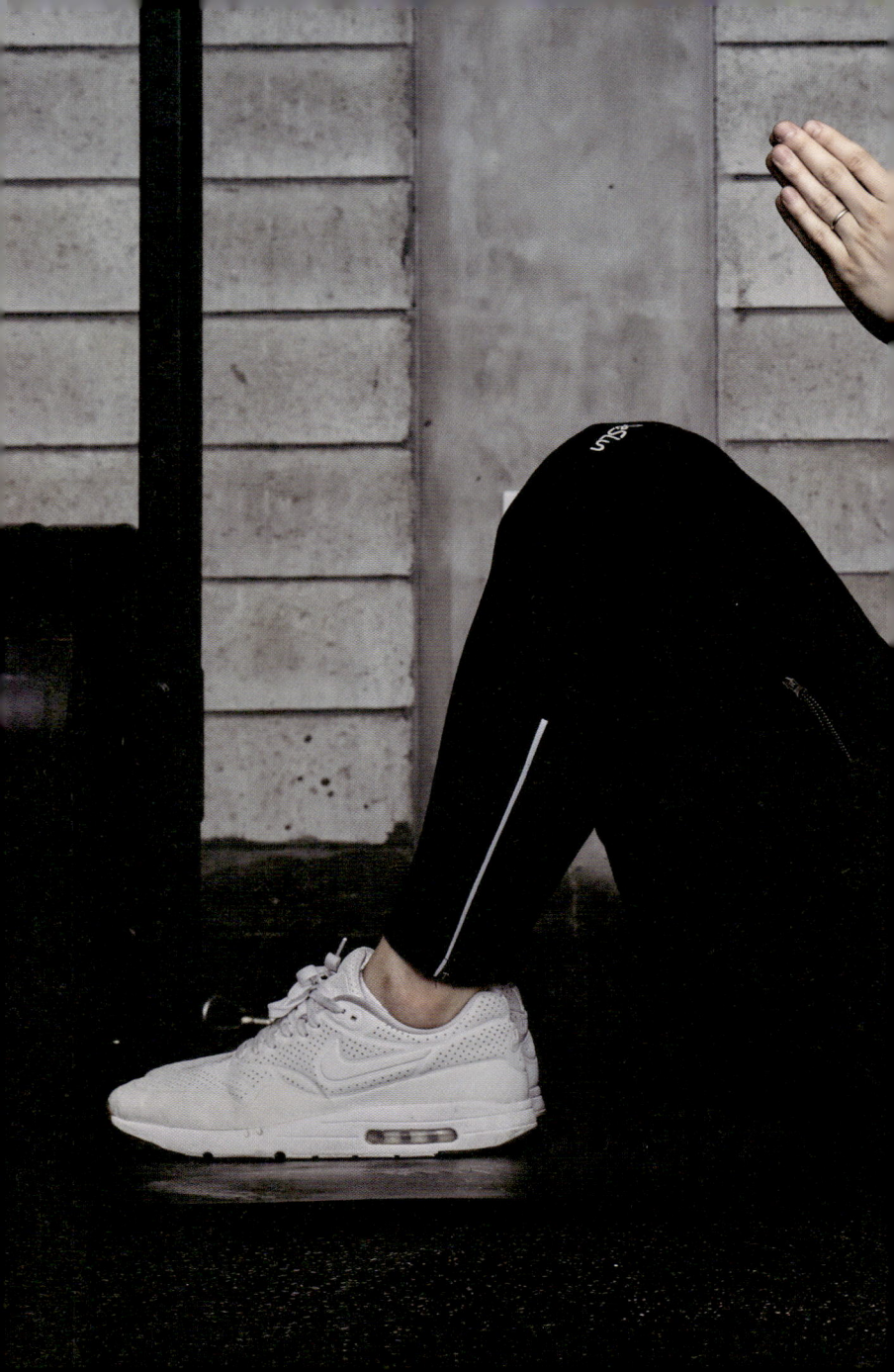

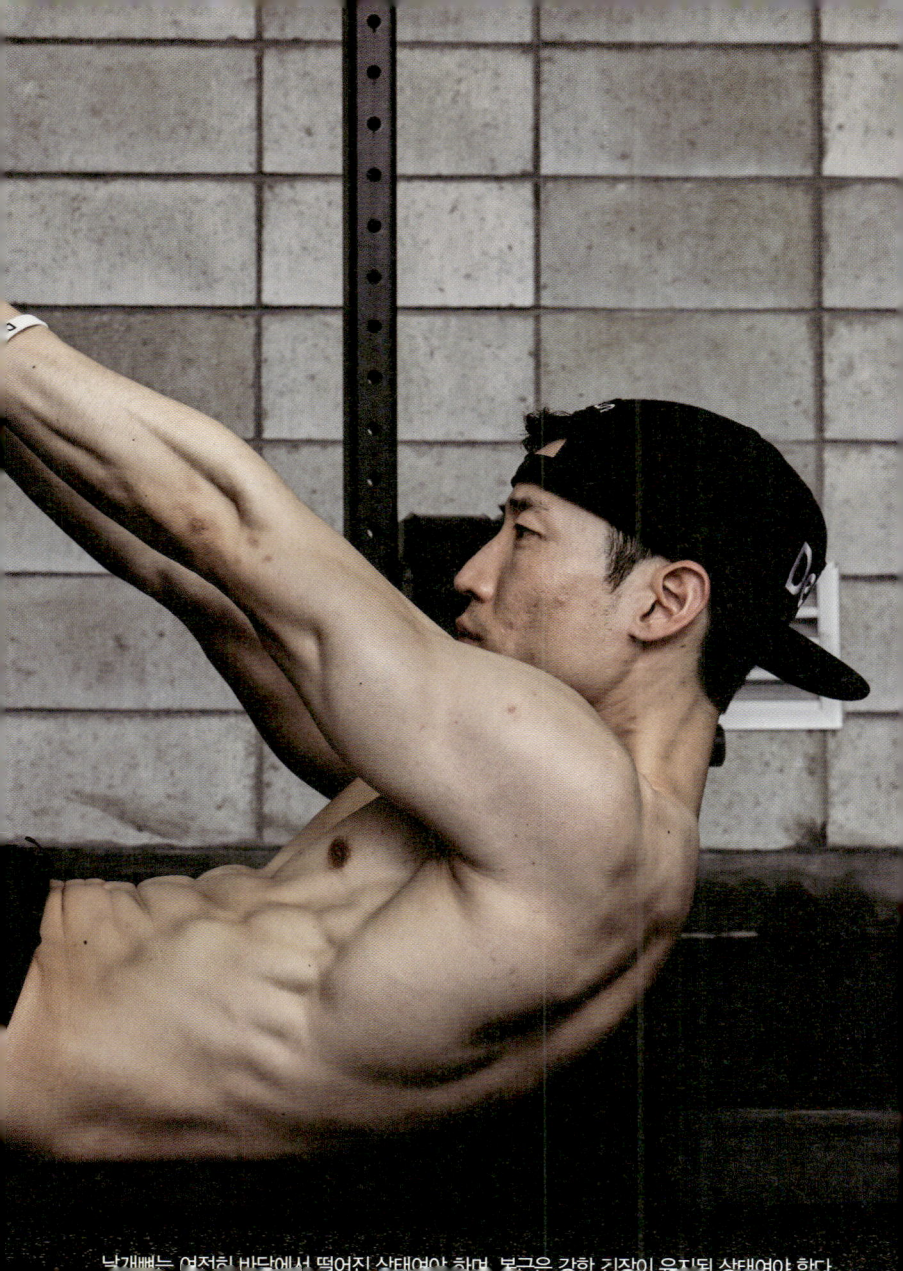

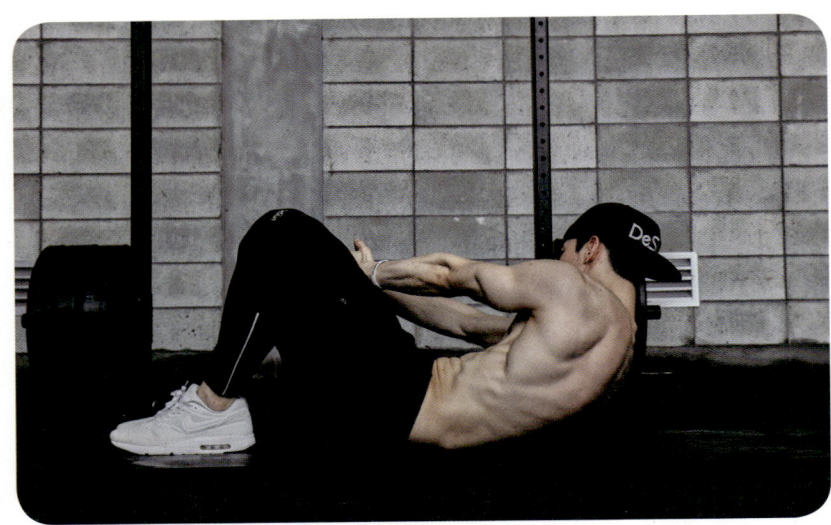

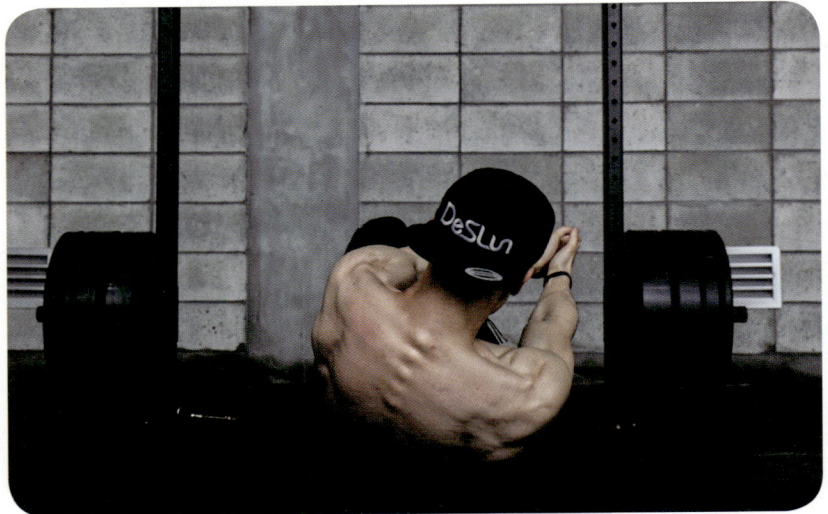

이번에는 몸통을 오른쪽으로 돌려준다. 이 동작을 연속 30개 반복할 수 있을 때까지 연습한다.

할로우보디 플랭크 06

'할로우보디'라는 운동명을 처음 접한 이라면 아마 '뭔가 듣도 보도 못한 이름'이란 생각이 먼저 들지 않았을까 한다. 쉽게 말하자면 몸통 앞쪽 근육을 모두 힘주는 동작이다. 복근과 다리 앞쪽은 앞으로 당기는 힘을 쓴다. 등과 허리, 엉덩이와 다리 뒤쪽은 몸통 앞쪽이 앞으로 당기려고 힘주는 것을 따라 돕는다. 전신에 힘이 들어가야 하는 것은 맞지만, 앞쪽에 더 많은 힘을 가해야 한다. 동작을 보며 설명하겠다.

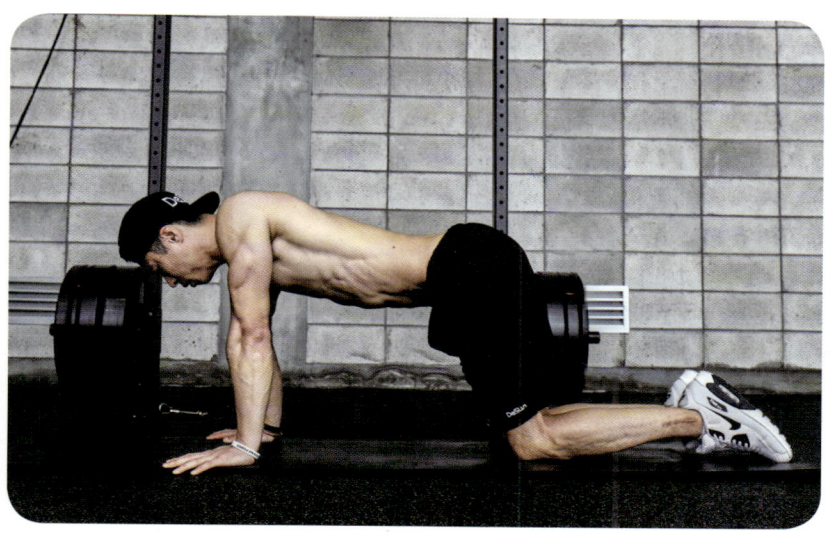

어깨너비로 팔을 바닥에 위치시키고, 발등이 바닥을 향하도록 자세를 잡는다.

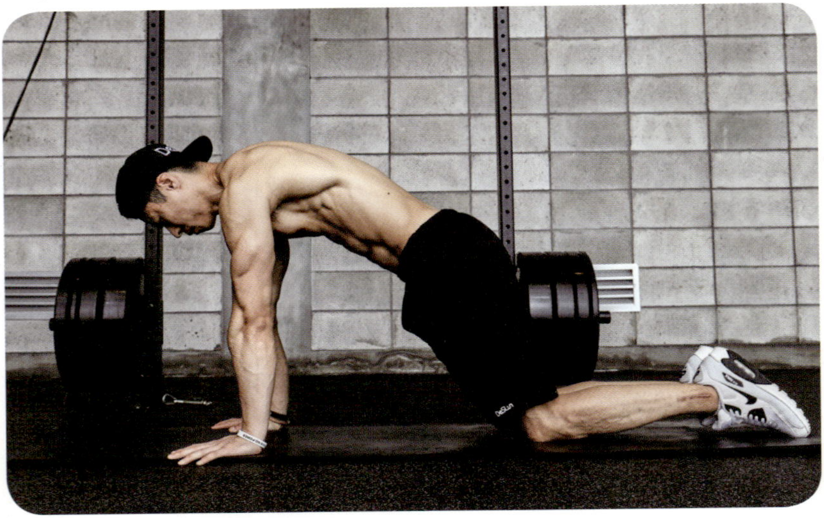

배에 힘을 주고, 이어서 상체에만 먼저 힘을 준다.

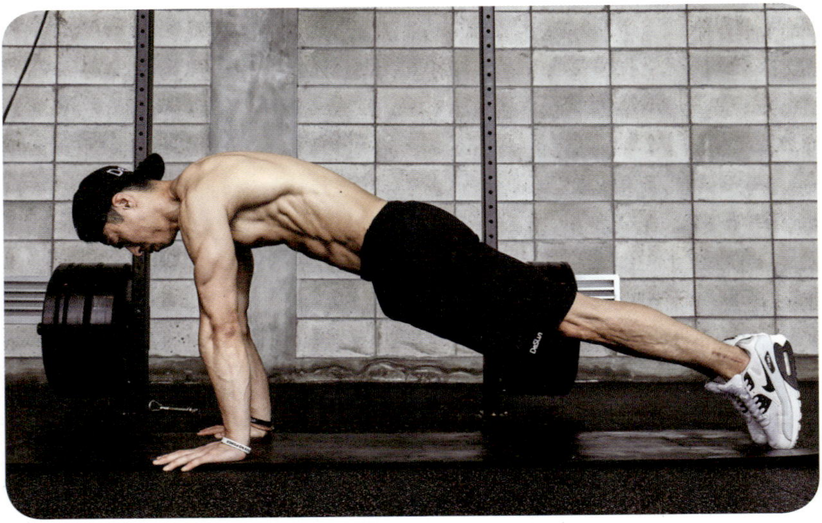

복근에 최대한 힘준 상태를 유지하며 다리를 띄워서 일자로 만든다.

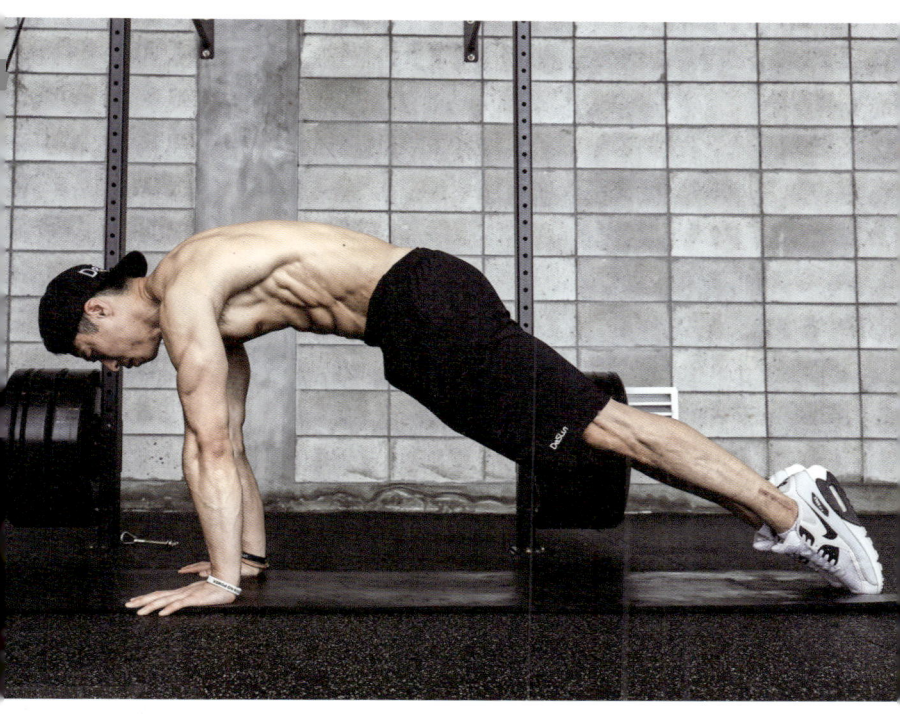

그 자세 그대로 엉덩이와 허벅지에 모두 힘을 줘서 사진과 같은 자세를 만든다. 그런 다음 종아리까지 바짝 힘을 주는데, 이때는 발가락이 아닌 '발가락 등으로 선다'고 생각하는 편이 좋다. 그래야 다리에 힘주는 것이 수월해진다. 이것이 할로우보디 플랭크 자세이다. 1분을 목표로 연습한다.

07 할로우보디 홀드

할로우보디 홀드는 기계체조에서 기본을 잡을 때 많이 하는 동작이다. 운동을 하면 할수록, 할 줄 아는 동작이 많아지면 많아질수록 '결국 기본이 안 되면 다시 기본부터 해야 한다'는 사실을 뼈저리게 느끼곤 한다.

물론 이 책의 독자들에게 기계체조 동작을 권하는 것은 아니다. 그러나 할로우보디 홀드는 어떤 운동을 하든, 기본적으로 깔리는 코어운동 중에서도 꽤나 많은 도움을 받았던 것이기에 넣어보았다.

이번 역시 1분을 버티기를 목표로 한다. 그러나 1분을 못 채우더라도, 완전히 최고로 강력한 힘이 들어가는 동작을 계속 연습하다 보면 '온몸으로 한 번에 힘이 들어간다는 게 이런 느낌이구나' 하는 것을 느끼게 될 터이다. 그것만으로도 충분히 성공적이다.

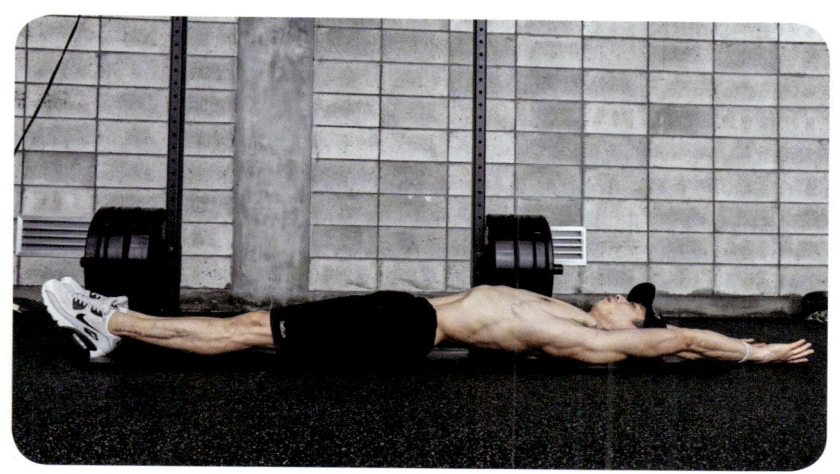

매트에 누워서 '몸을 최대한 길게 뽑는다'고 생각하며 곧게 펴보자.

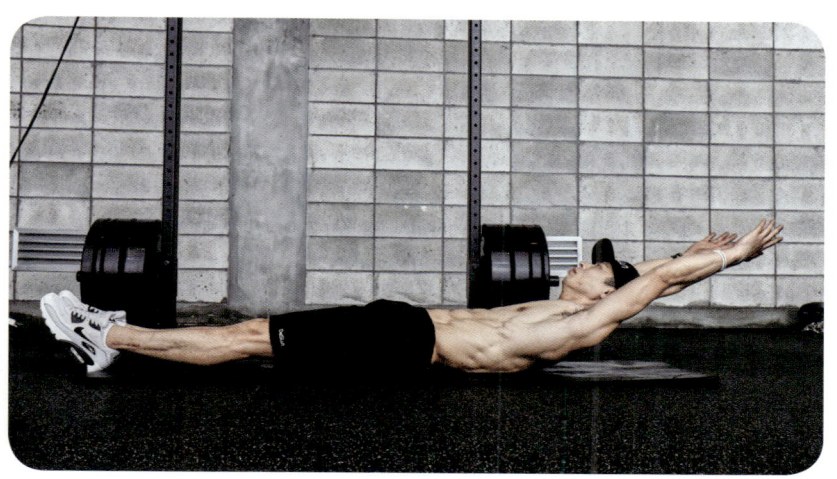

만세 상태에서 크런치를 한다고 생각하고, 복근을 최대한 수축해서 콤통을 들어 올리며 그대로 고정한다.

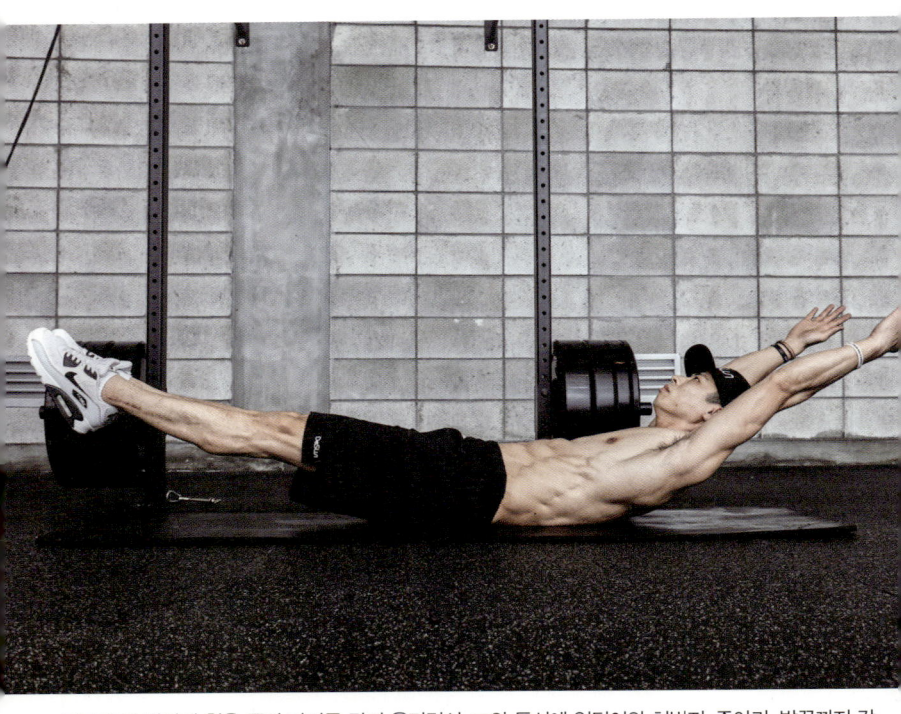

복근에 더 강하게 힘을 주어 다리를 당겨 올리면서, 그와 동시에 엉덩이와 허벅지, 종아리, 발끝까지 강하게 힘을 주고 온몸에 힘이 들어간 상태를 만든다. 손끝부터 발끝까지 모두 힘이 들어간 상태로 버텨야 한다. 이 상태로 1분간 버틸 수 있다면 된다.

플랭크 니크로스 08

팔꿈치를 바닥에 대고 하는 플랭크 자세에서 동작을 더 추가하여 한 단계 더 올라가보자. 그리고 더 강한 자극을 받아보자. 당연한 말이지만, 팔꿈치 플랭크 자세 1분 정도는 제대로 버틸 줄 알아야 이 동작을 할 수 있다. 사진을 보며 따라 해보자.

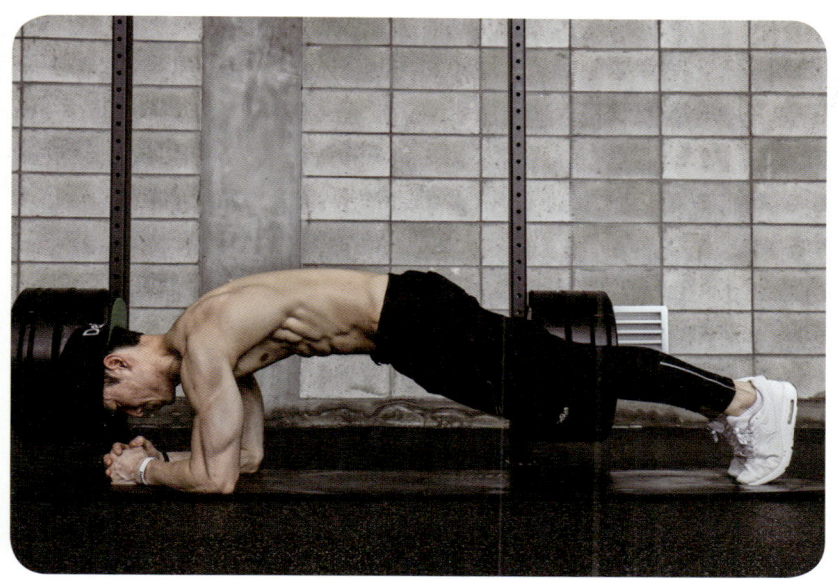

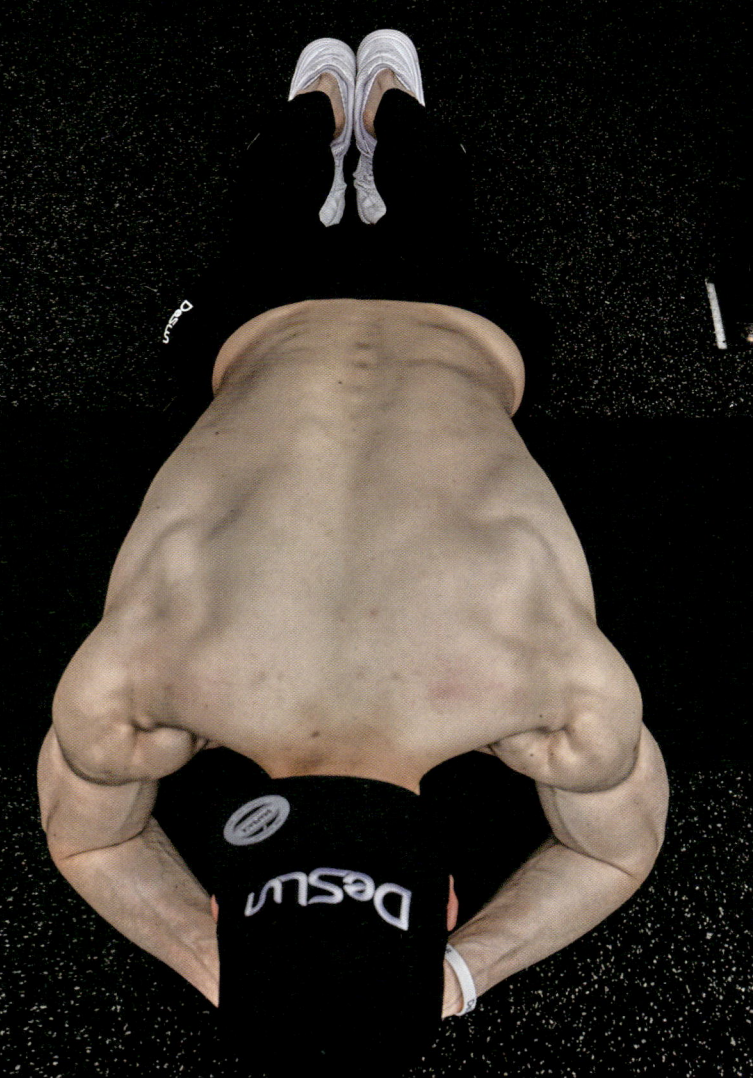

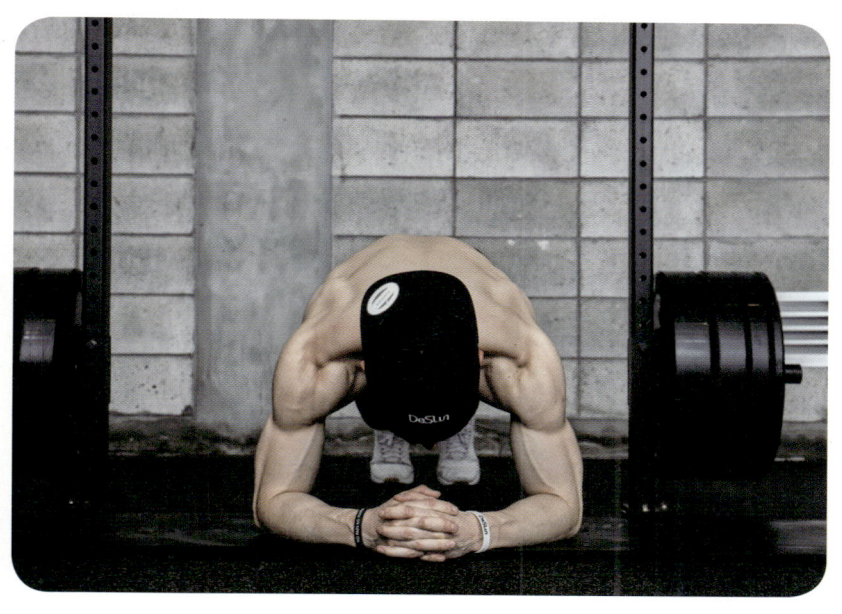

팔꿈치 플랭크 자세에서 복근에 완전히 힘이 들어간 상태를 만들어둔다.

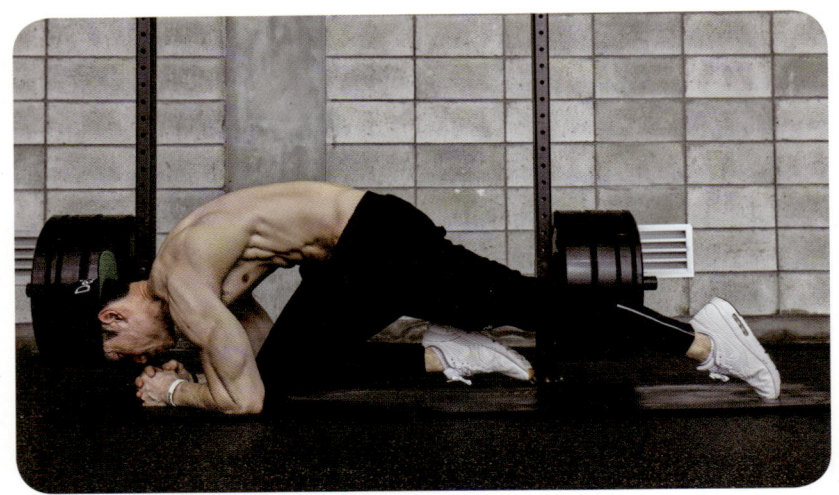

한쪽 발을 떼며 무릎을 앞으로 당겨준다. 다른 한쪽 다리는 발끝을 밀어서 몸을 앞으로 밀어준다. 이때 당겨지는 쪽 발끝은 뒤를 향한다.

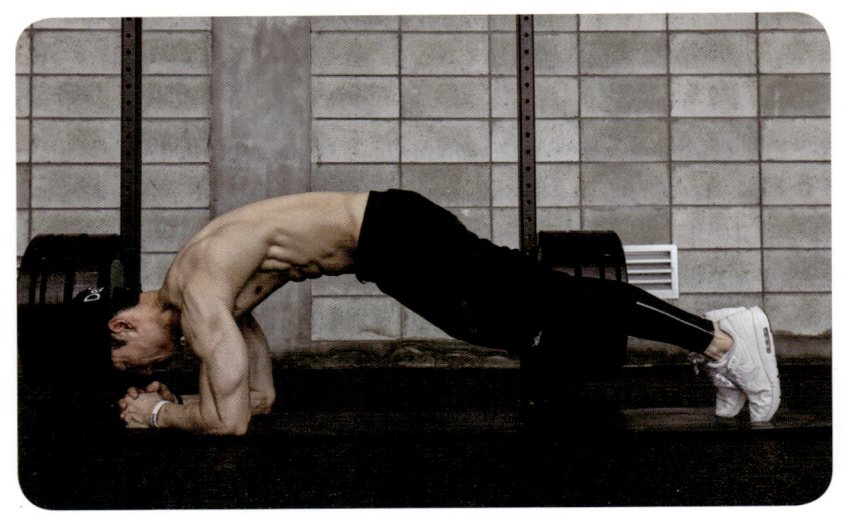

다시 팔꿈치 플랭크 상태로 돌아간다.

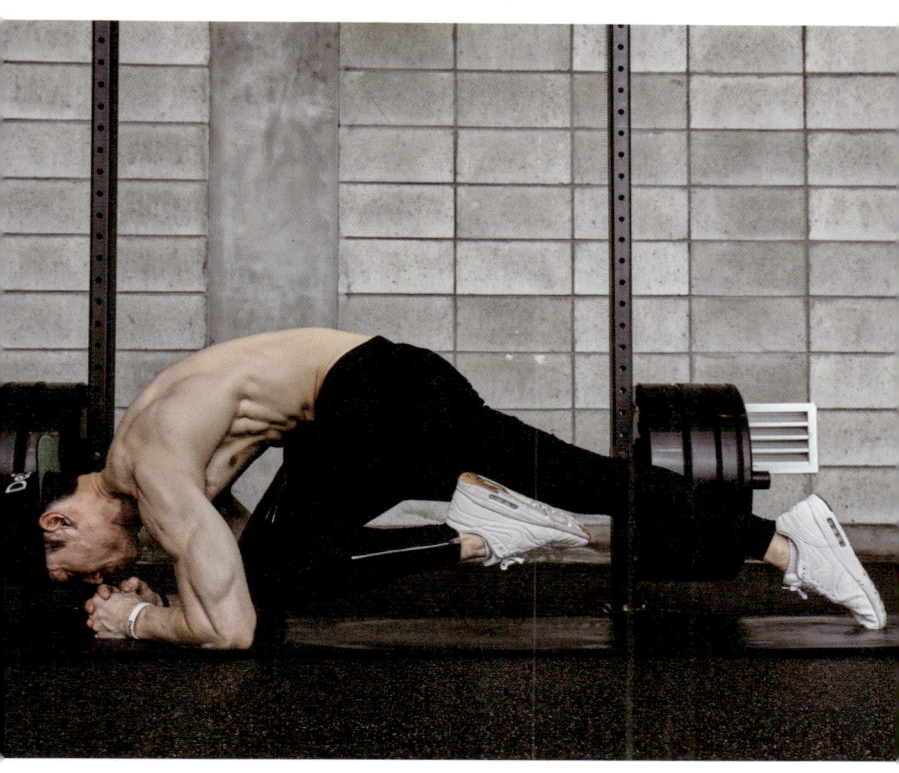

반대쪽 다리도 같은 동작을 반복한다. 왕복 1회를 기준으로 30개가 가능해질 때까지 한다.

09 플랭크 니사이드

플랭크 니크로스의 무릎을 앞으로 빼는 동작에 충분히 익숙해졌는가? 그렇다면 이번에는 그 무릎을 반대편 안쪽으로 가져오는 플랭크 니사이드에 도전해보자. 이 동작을 함으로써 근육은 더 강한 수축 작용을 하게 된다.

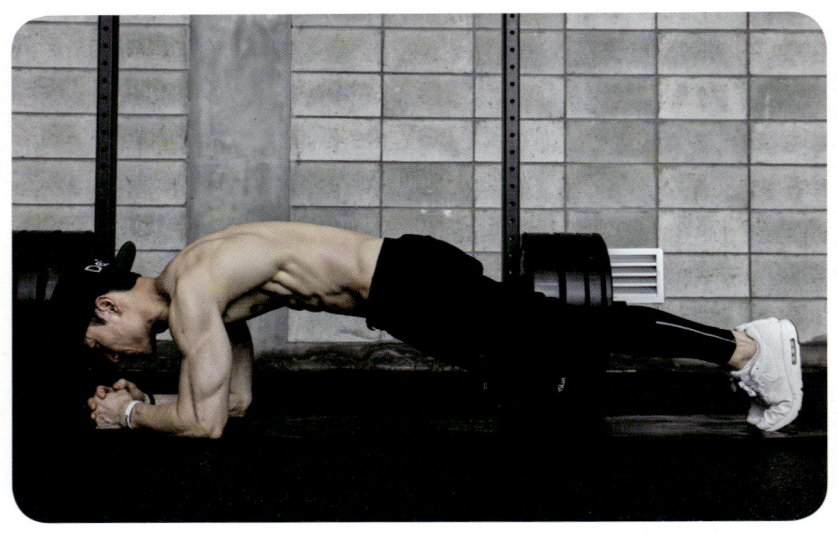

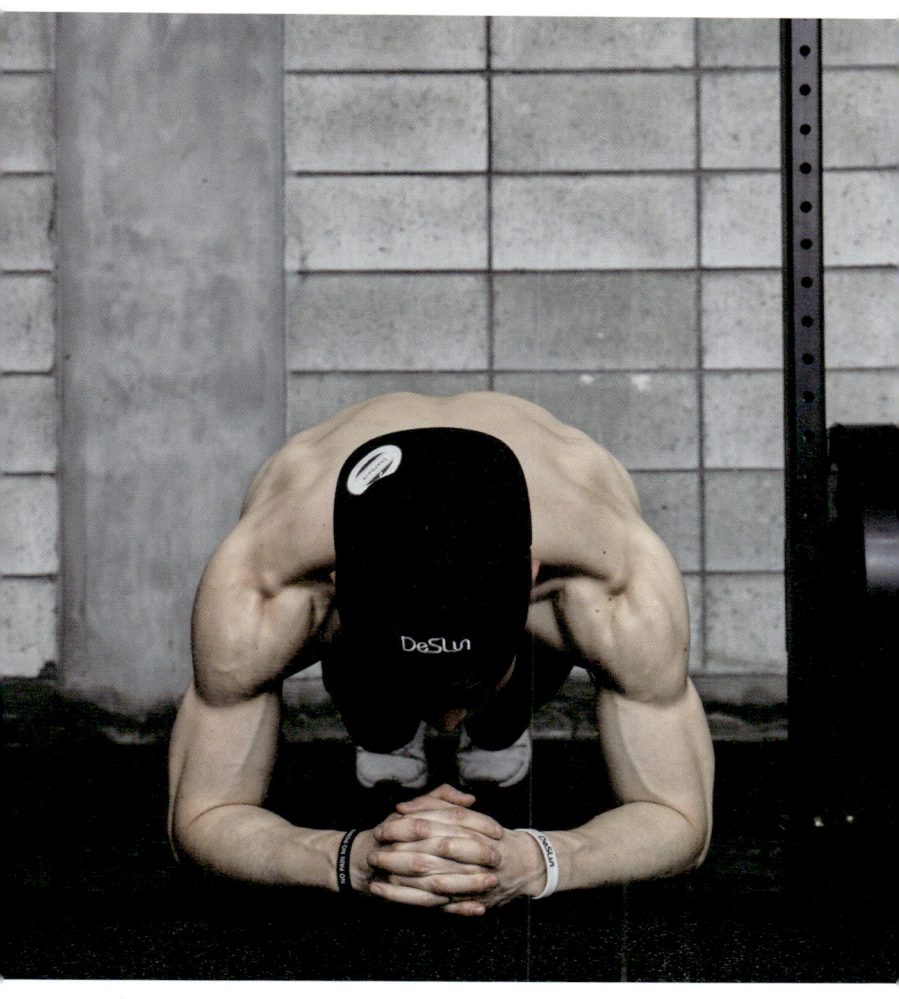

팔꿈치를 바닥에 대는 팔꿈치 플랭크 자세로 준비한다. 이 준비자세까지는 이전과 동일하다.

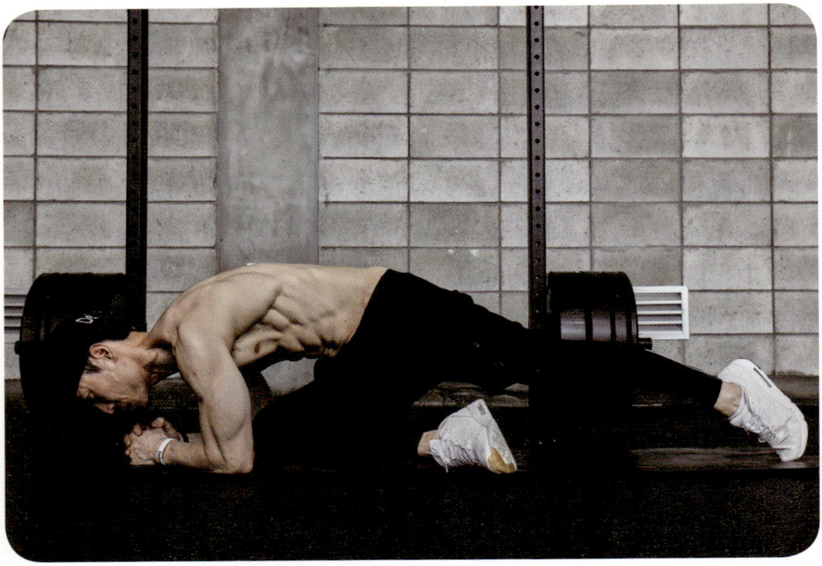

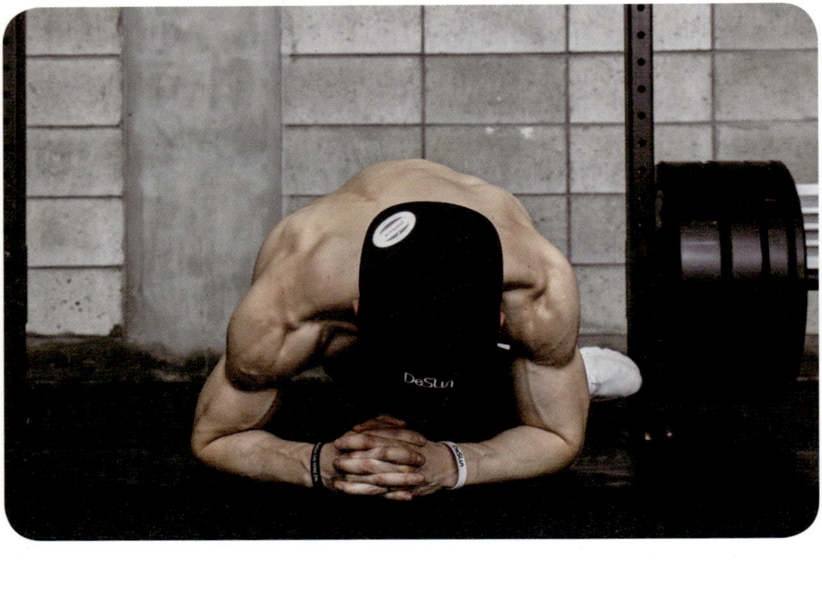

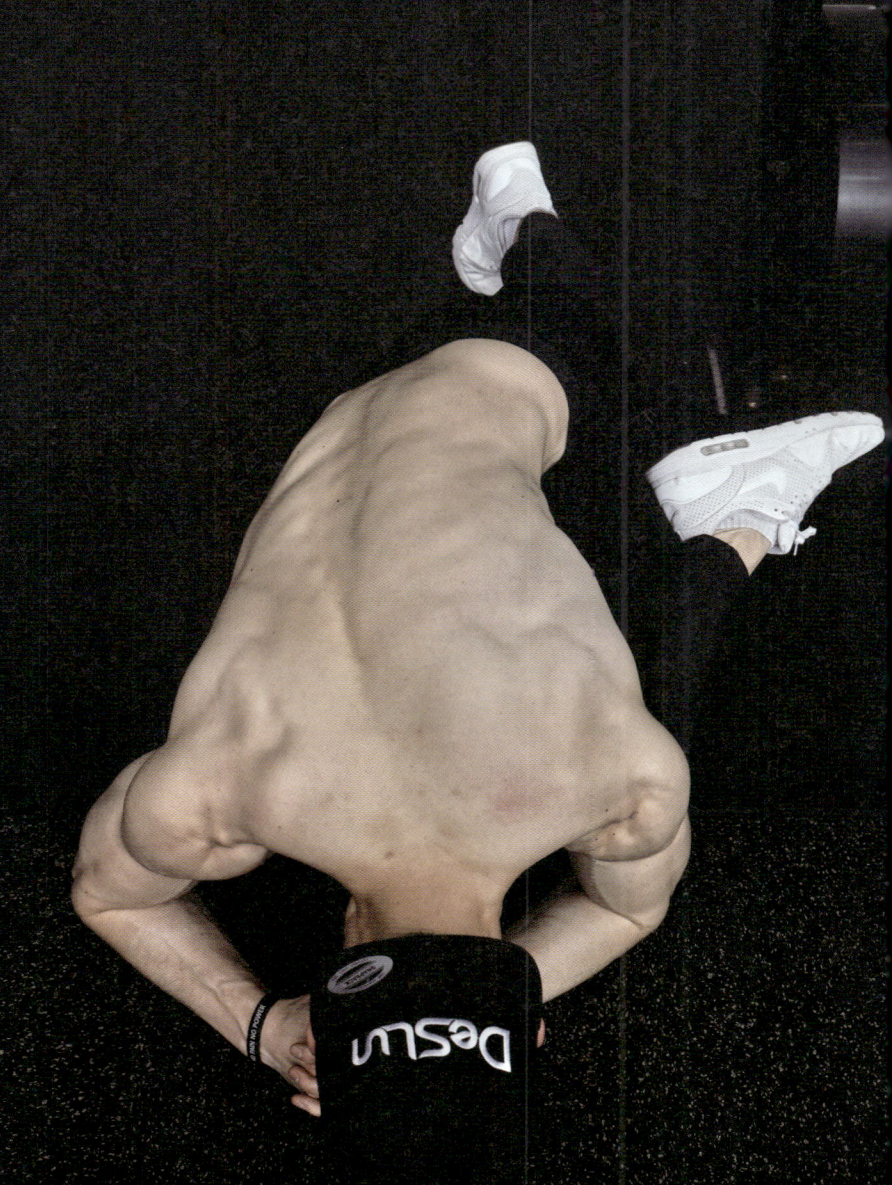

오른쪽 무릎을 왼쪽 팔꿈치 부분으로 당기며 옆구리를 돌려서 복근을 쥐어짠다.

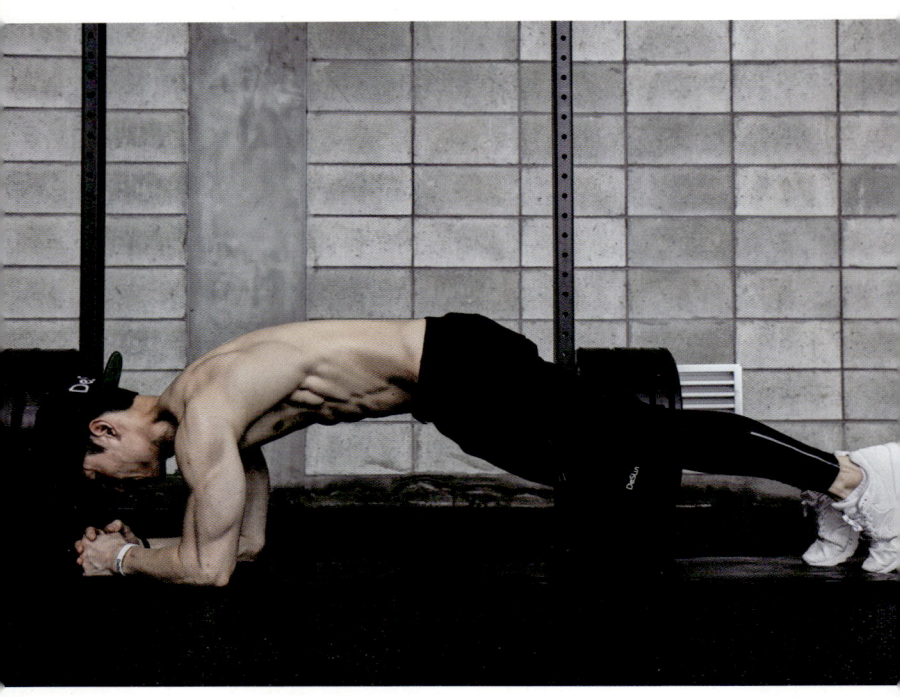

다시 팔꿈치 플랭크 상태로 돌아간다.

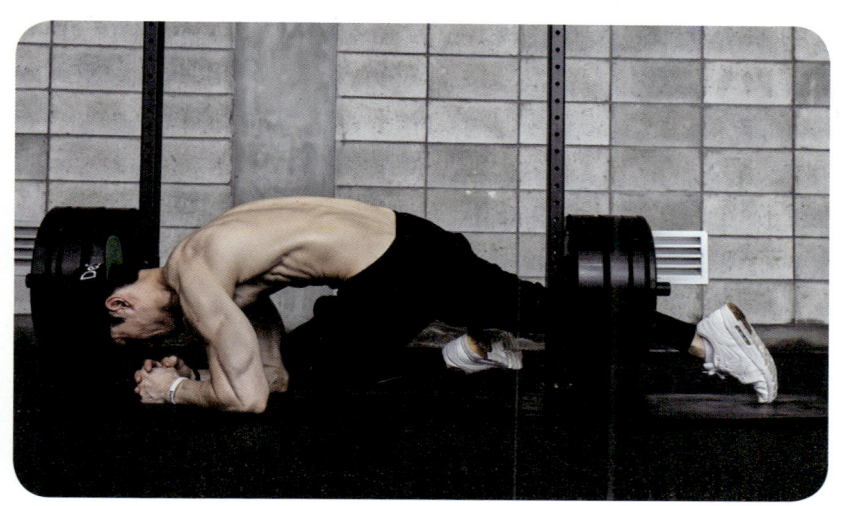

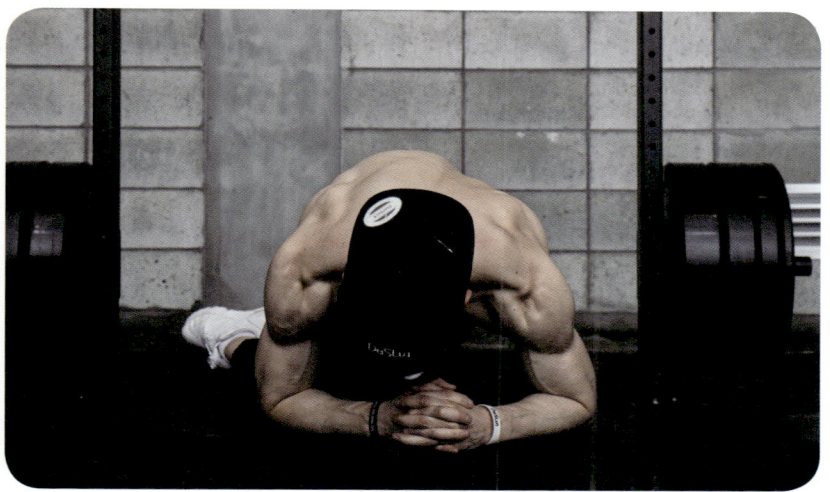

이번에는 왼쪽 무릎을 오른쪽 팔꿈치로 가져다 대서 옆구리 쪽 자극을 동일하게 준다.

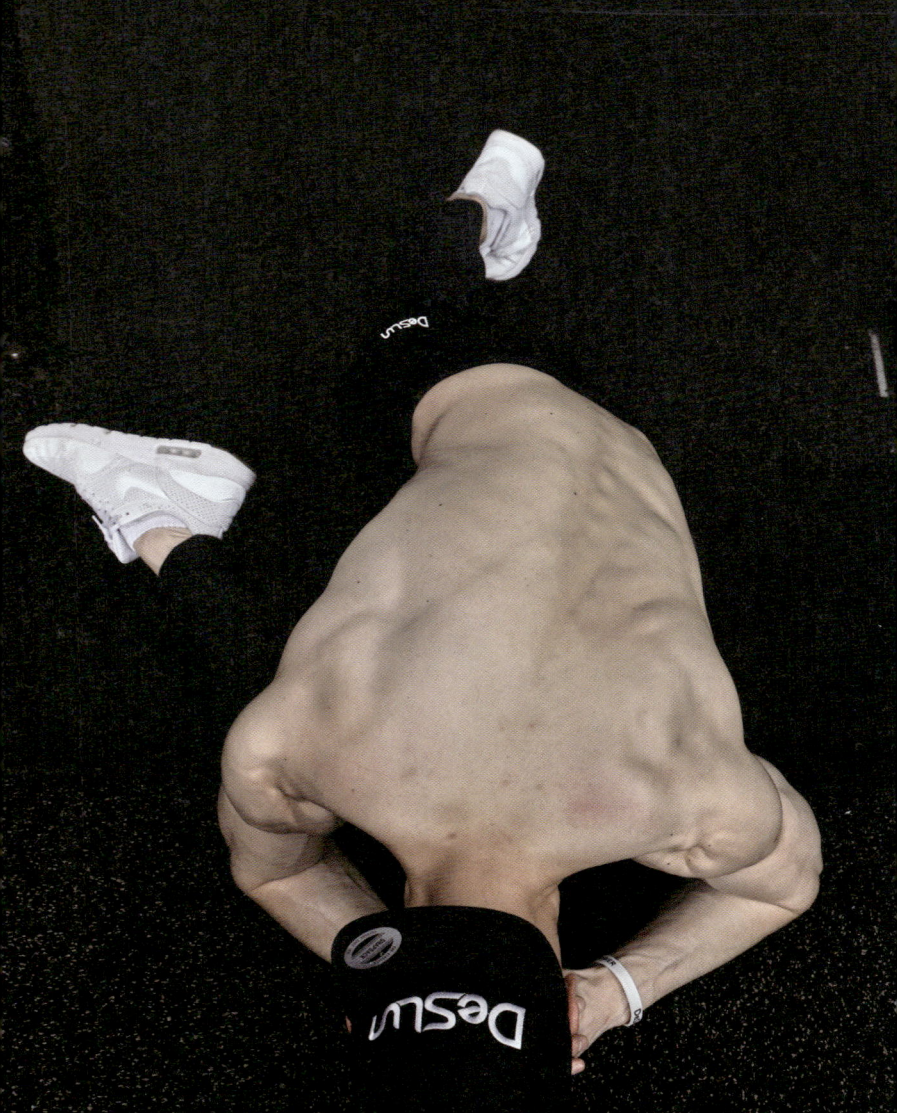

플랭크 니사이드를 할 때는 주의사항이 있다. 뒷발은 항상 앞으로 밀어줘야 하며, 허리는 동그랗게 말린 상태를 유지해야 한다. 허리가 풀리면 안 된다. 복근은 항상 강하게 수축되어 있는 상태를 유지한다.

바이시클 크런치 10

힘들겠지만 복근을 더 많이 자극하는 동작으로 넘어가겠다. 팔다리를 모두 들어 올려서 복근 위아래 부분을 모두 수축해놓은 상태가 기본 준비자세이다. 이것만으로도 복근에 힘이 들어간다고 느껴지겠지만, 이보다 훨씬 더 많은 복근 자극을 시도해보자.

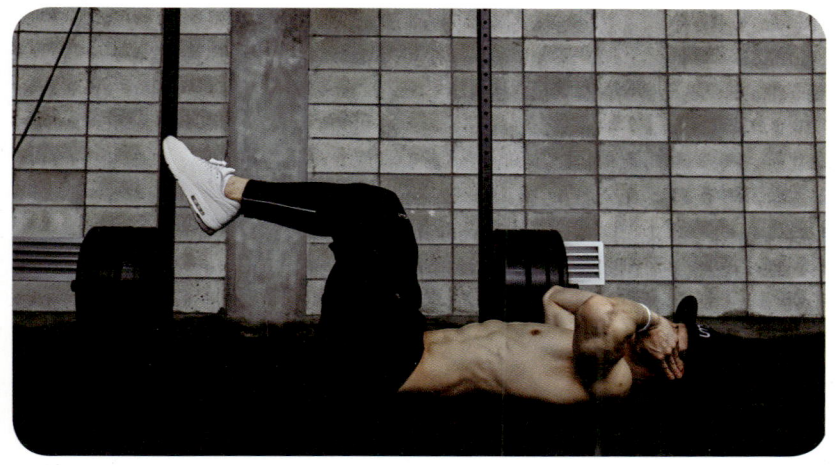

매트에 누워서 다리를 들어 올린다. 허리와 허벅지의 각도, 무릎과 종아리의 각도를 모두 90도로 만들어 고정한다. 손은 귀 옆에 두는데, 이때 귀를 잡아서는 안 된다. 이 준비자세를 기억해두자.

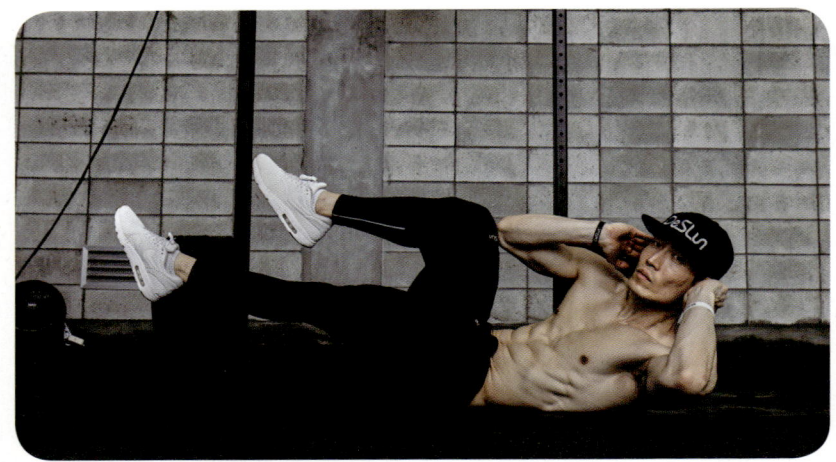

왼쪽 다리는 그대로 고정해둔 상태를 유지하며, 오른발만 아래로 곧게 뻗어 내린다. 동시에 오른쪽 팔꿈치로 왼쪽 무릎을 가볍게 터치한다. 오른쪽 복부 옆 부분이 강하게 자극되는 순간이다.

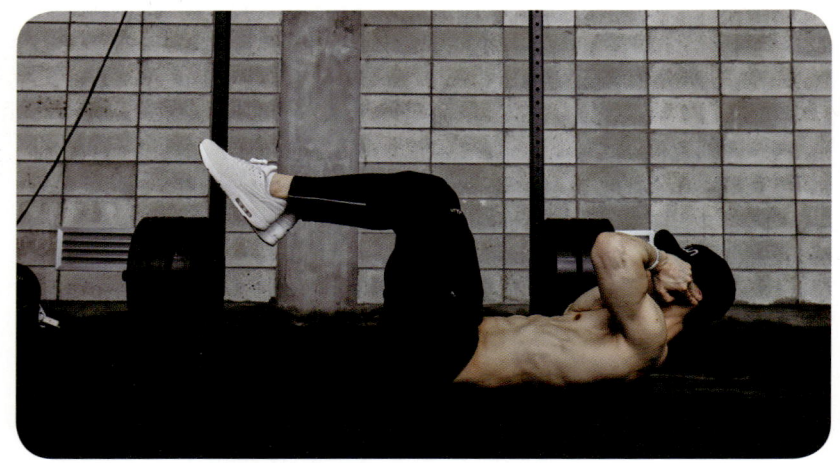

다시 준비자세로 돌아간다.

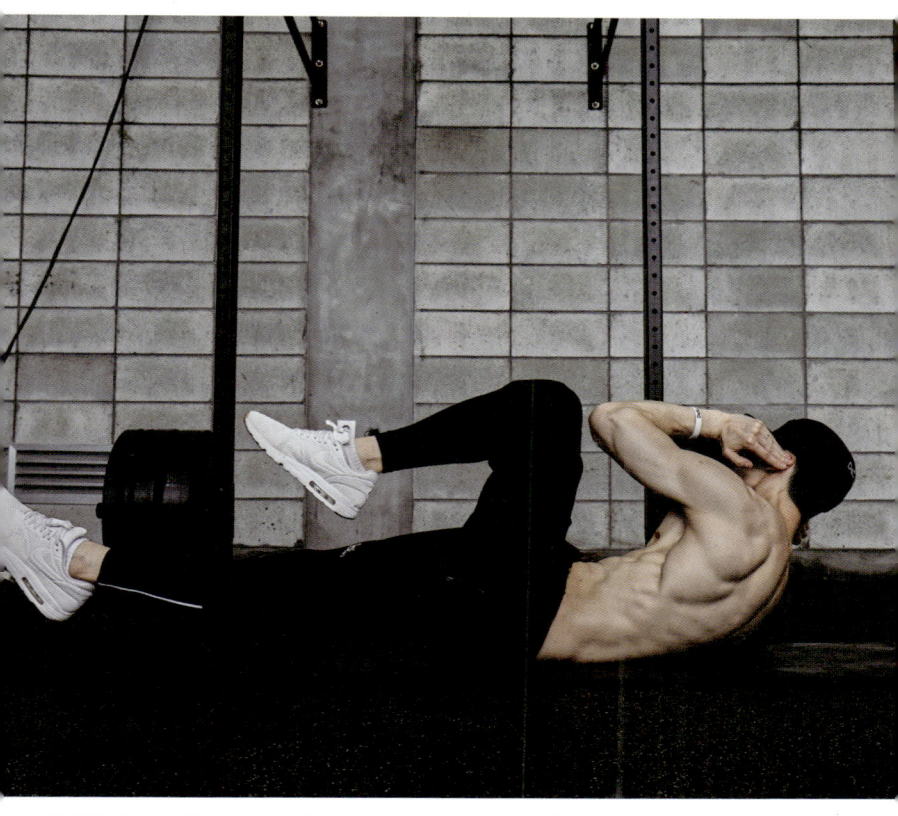

이번엔 반대편으로 움직인다. 오른쪽 다리는 그대로 고정해둔 상태를 유지하며, 왼발만 아래로 곧게 뻗어 내린다. 동시에 왼쪽 팔꿈치로 오른쪽 무릎을 가볍게 터치한다. 반드시 잊지 말아야 할 포인트는 무릎과 팔꿈치가 닿을 만큼 꾹 눌러야 한다는 것이다. 그래야만 끝까지 수축된다. 양쪽 1회씩 15개 정도를 반동 없고 정확하게 할 수 있다면 충분하다.

11 다리 펴고 발끝 치기

이제는 다리부터 아래쪽 복부를 수축해놓은 상태를 기본으로 하며, 상체만 움직여서 복근을 거의 최대한 수축하는 동작을 해볼 것이다. 다리 펴고 발끝 치기는 한 번씩 끊어서 하는 것이 아니라 느릿느릿 연속적으로 이어서 해야 하는 운동이다. 힘들어서 또는 빨리 하려는 조급한 마음 때문에 속도를 올리거나 자세가 조금이라도 흐트러진다면, 복근을 거의 최대한 수축시키는 운동효과가 발휘될 수 없다.

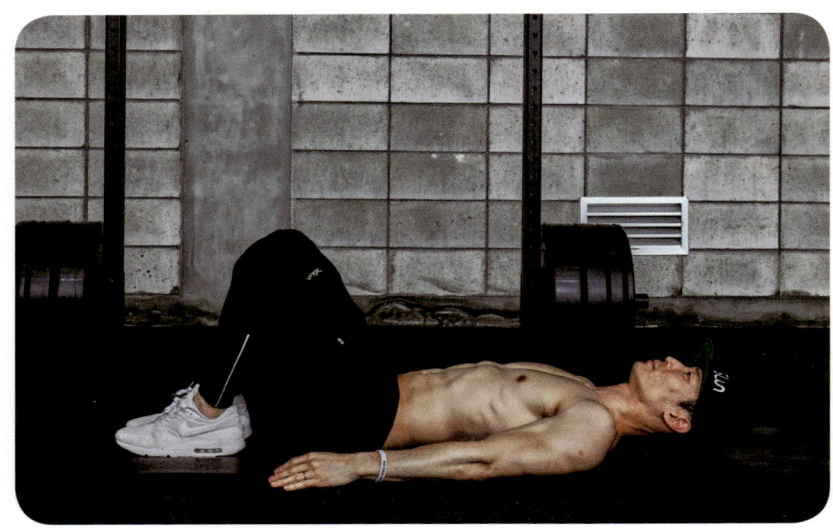

매트에 누워서 자리를 잡는다.

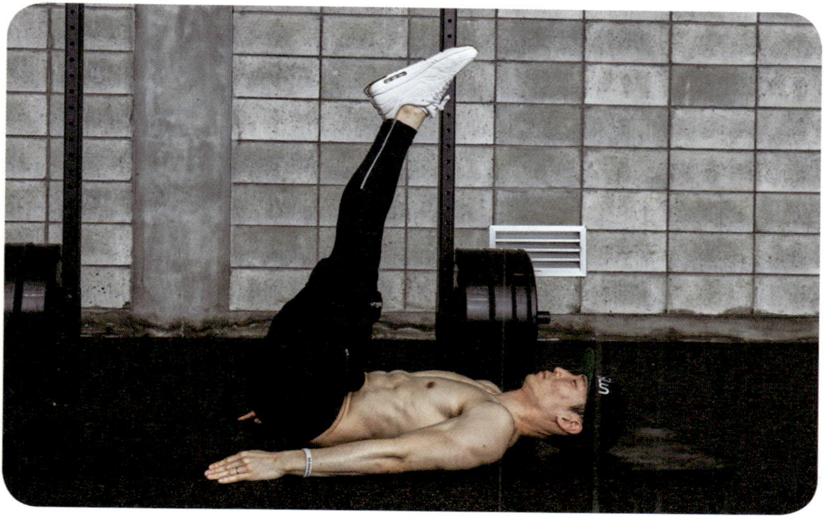

다리를 곧게 뻗은 다음, 90도보다 조금만 몸통 쪽으로 기울여 당겨준다. 그 상태로 고정한다.

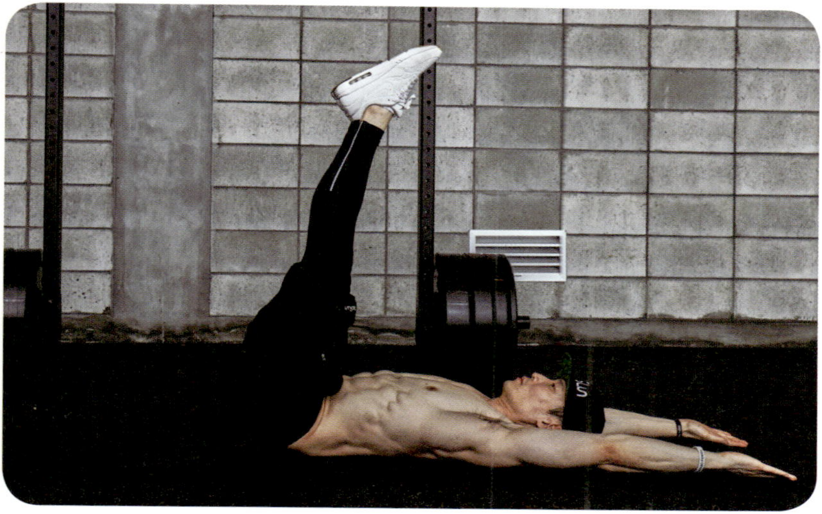

다리를 곧게 뻗은 상태로 유지하며, 팔을 만세 자세로 바꾼다.

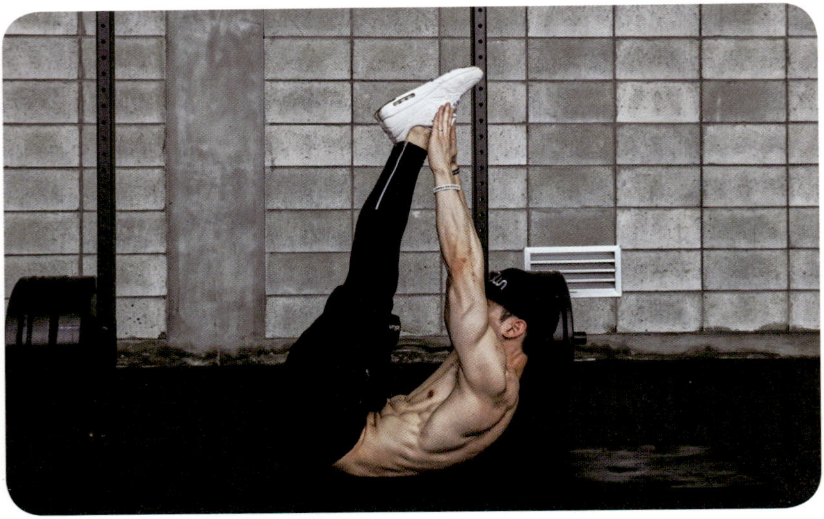

반동은 전혀 없게. 오로지 복근만 최대한 수축해서 손이 발등을 터치할 때까지 당겨준다.

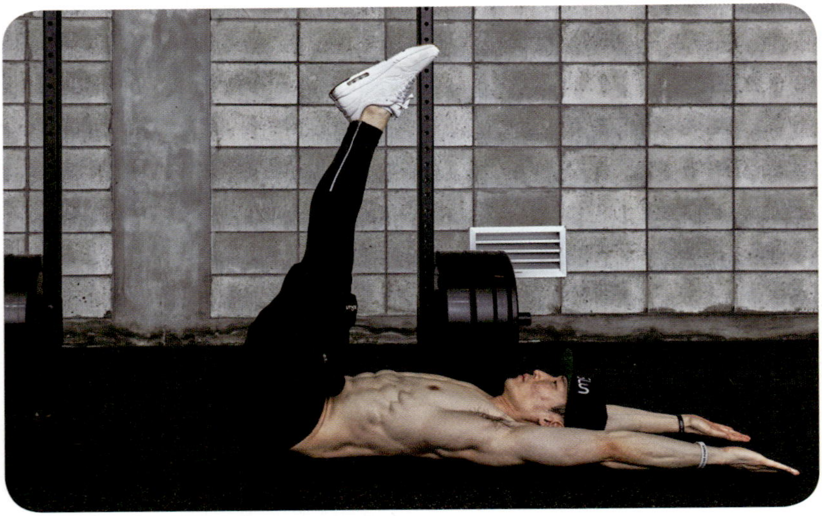

천천히 내려가며 다시 반복하기를 20개가 가능해질 때까지 한다.

윈드쉴드 와이퍼 12

대한민국의 군필 남자라면 너무나 익숙한 그 운동이 맞다. 'PT 8번 온몸 비틀기'이다. 좋지 않은 기억 때문에 윈드쉴드 와이퍼를 멀리하지 않길 바란다. 군대에서 했던 것과 달리, 보다 정확한 자세로 동작하면 정말로 복근에 좋은 코어운동이기 때문이다. 제대로 따라 해보고, 스스로 자기 몸을 제어할 수 있도록 능력을 더 키워보자.

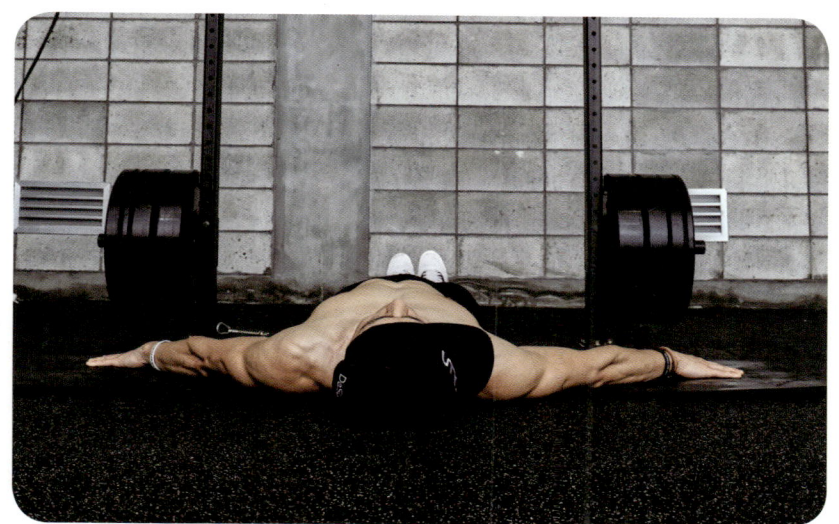

매트에 눕고 양팔을 곧게 펴서 양쪽으로 내려놓는다.

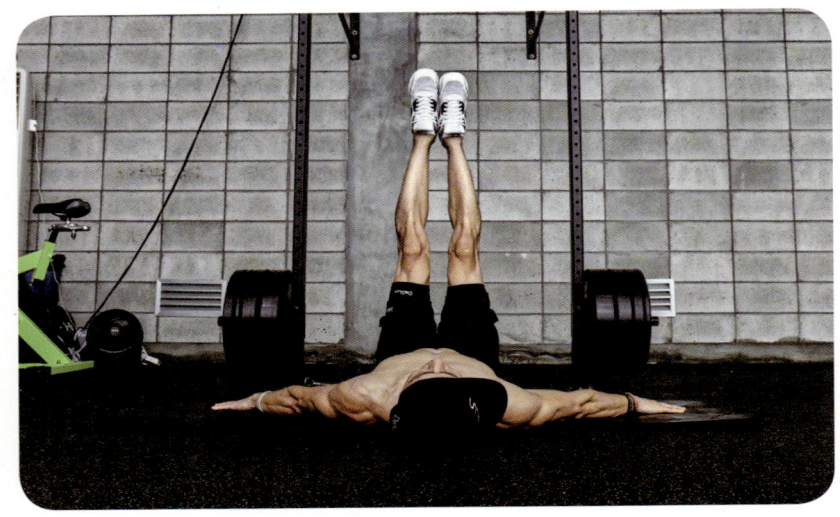

다리를 완전히 곧게 펴서 90도로 접어 올린다.

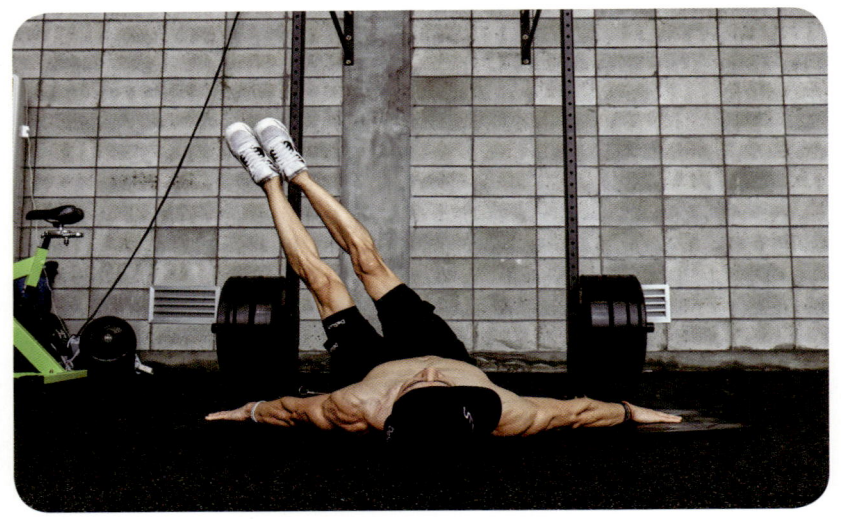

몸통이 옆으로 딸려 가지 않도록 주의하며, 다리를 왼쪽으로 천천히 내린다.

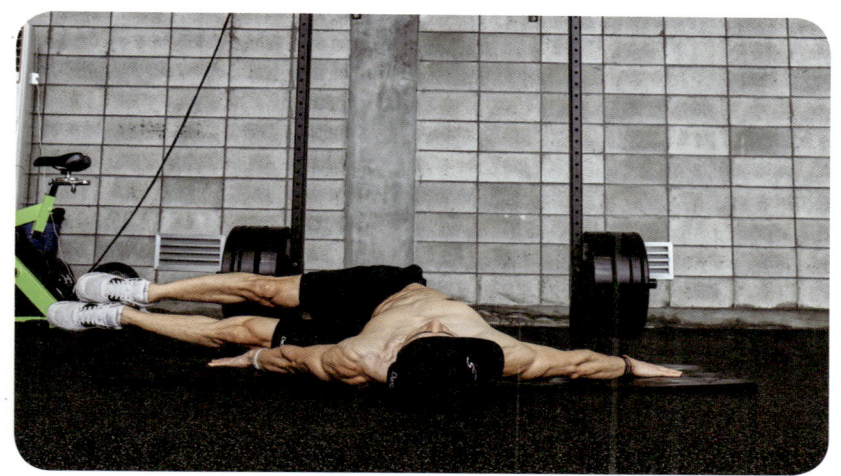

다리가 바닥에 닿기 직전까지 천천히 내린다. 옆으로 정확히 내려가는 것이 중요하며, 아래로 쏠리거나 하면 안 된다. 무릎도 다리도 발목도 구부러지면 안 된다. 온몸 전체에 힘이 들어가야 한다. 이게 어떻게 가능한지 궁금한가? 걱정 마라, 열심히 꾸준히 하다 보면 된다.

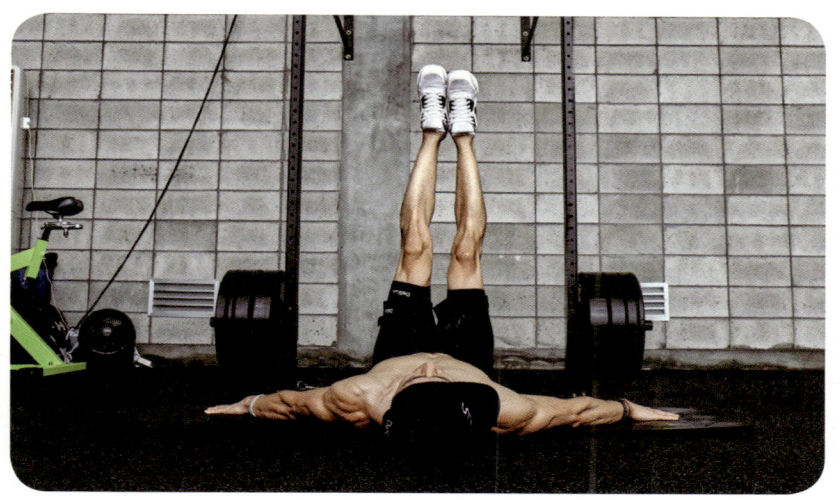

다시 90도로 돌아가서

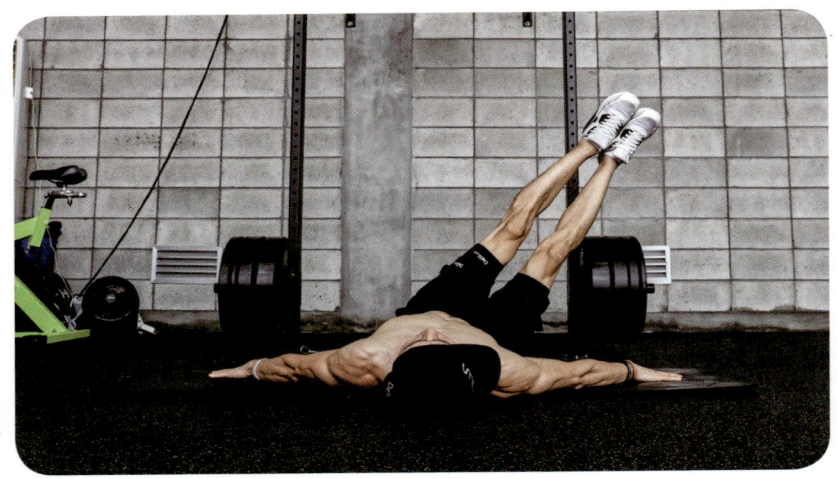

반대쪽으로 내리기 시작한다.

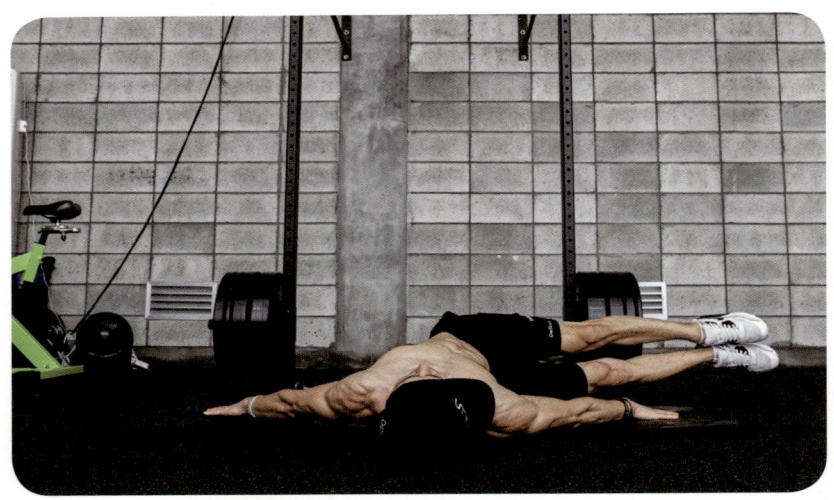

반대쪽 역시 바닥에 닿기 직전까지 내려갔다가 다시 올라가기를 반복한다. 양쪽 1회를 기준으로 20개 정도면 충분하다.

행잉 레그리프트 13

철봉에 매달려서 다리를 90도까지 들어 올리면 레그레이즈이고, 거기서 봉에 닿을 때까지 들어 올리면 레그리프트이다. 쉽게 볼 수 있는 무릎 구부리고 반동을 줘서, 발등으로 철봉을 차는 동작이 아니다. 온몸의 모든 관절을 곧게 펴고, 아무런 반동 없이, 온몸의 근육이 모두 힘을 써줘야 가능한 동작이다.

딱 한 번만 천천히 제대로 해봐도 레그리프트가 어떤 운동인지 감각으로써 알게 될 것이다. 꽤 힘들지만 그만큼 좋고 효과적인 코어운동이다. 사진과 설명을 보며 직접 따라 해보자.

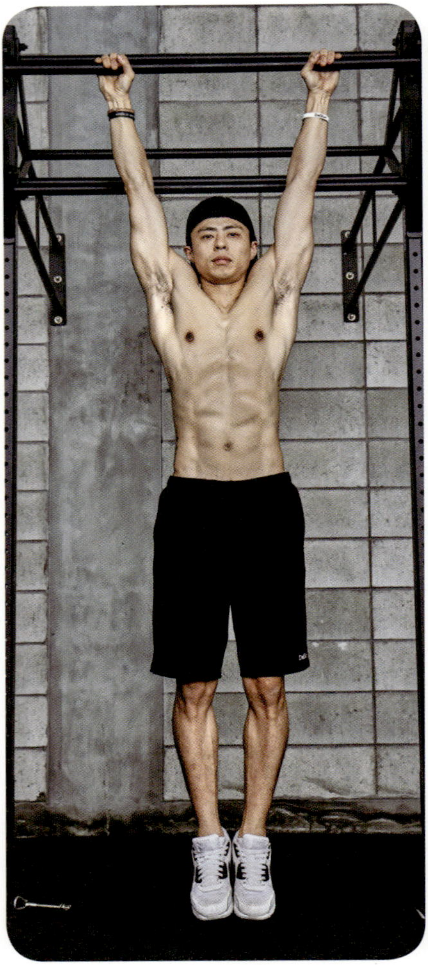

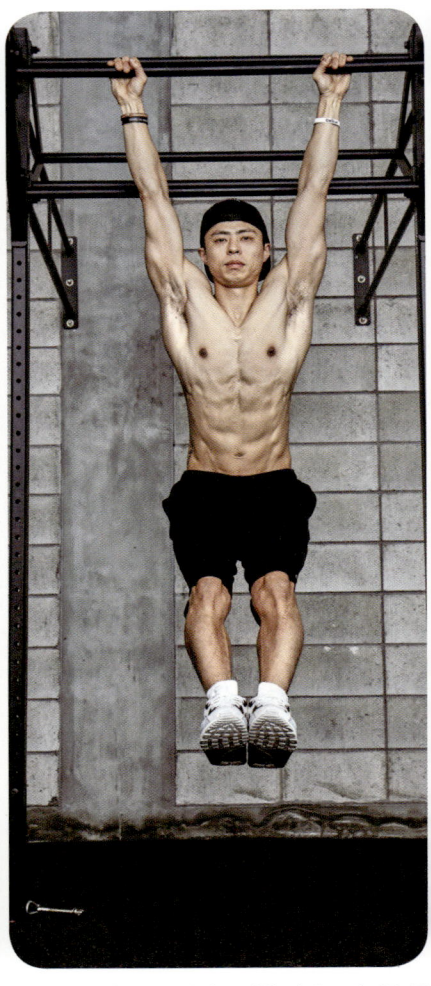

팔을 어깨너비로 벌리고 철봉에 매달린다.

온몸의 관절을 모두 펴서 고정한 상태로 다리를 곧게 뻗어 당겨 올린다. 이때 절대로 반동이 있으면 안 된다.

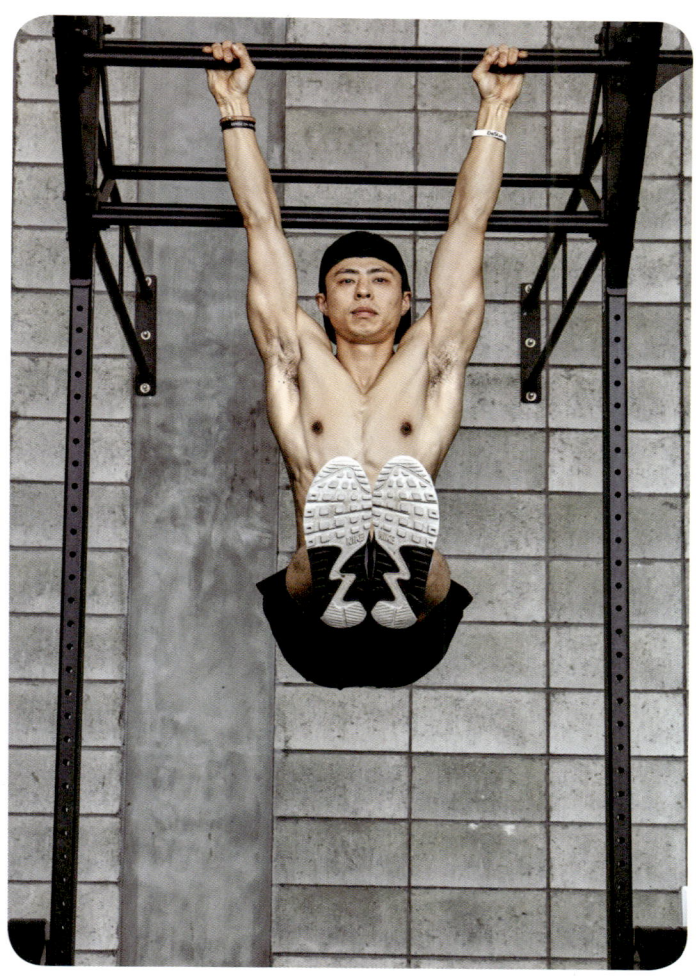

이렇게 다리를 90도까지만 당겨도 엄청난 자극이 있을 것이다. 처음 할 때는 온몸을 펴고 사진의 각도를 넘어가는 것도 엄청나게 어려울 것이다. 일단 올라가는 데까지만 올려보면서 조금씩 늘리자. 그러다 보면 조금씩 높이 올라갈 스 있게 된다.

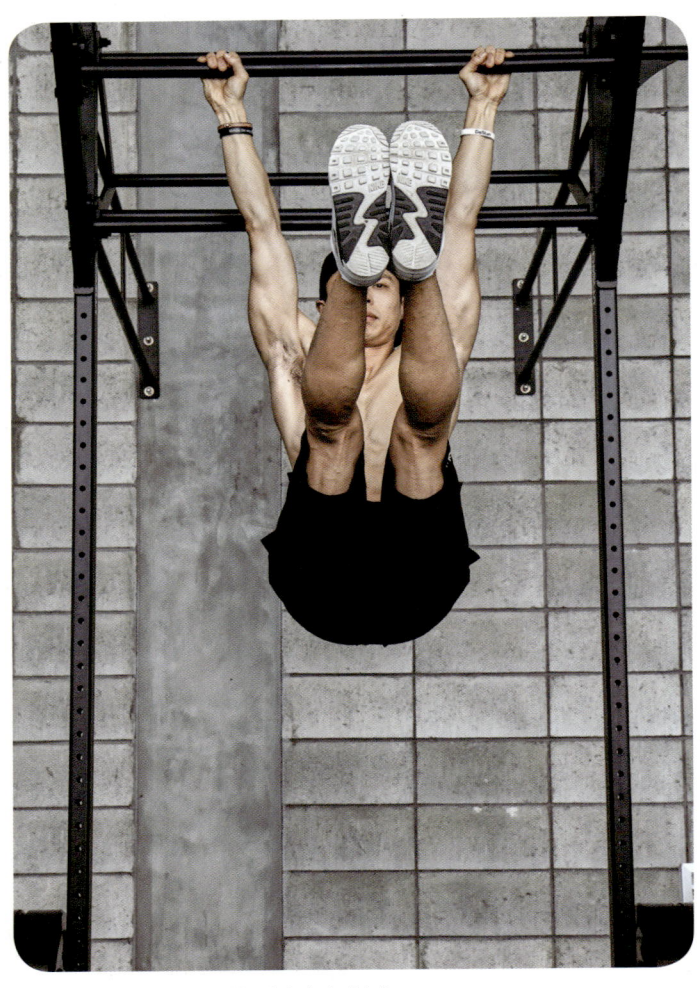

최대한 수축해서 90도가 넘을 때까지 당겨본다.

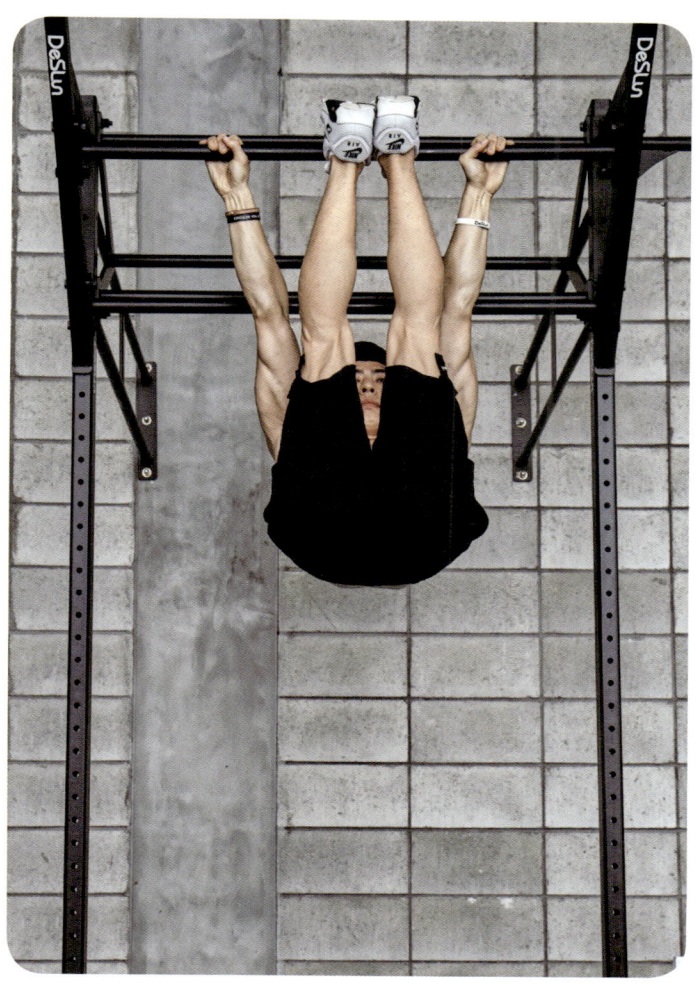

이 부분의 동작을 자세히 잘 보아두자. 봉을 잡고 있는 팔도 쭉 편 상태이고, 당겨서 끌어 올린 다리도 곧게 편 상태이다. 복근과 다리까지 엄청난 힘을 주고 있다. 어깨에도 상당한 자극을 주기 때문에, 어깨가 약하거나, 이전 단계으 운동을 충분히 해두지 않았다면 어디 한군데 다칠 수도 있는 동작이다. 힘을 주고 움직일 수 있는 범위를 차츰차츰 늘려가다 보면 가능해지는 것일 뿐, 처음부터 호기로 도전하면 분명히 다치고 만다.

14 행잉 윈드쉴드 와이퍼

행잉 레그리프트로 팔다리를 곧게 뻗고 발끝이 봉까지 당길 수 있는 근력과 범위까지 가능해졌는가? 그렇다면 이제는 더 강하게 복부 옆 부분까지 자극해 보자.

그러나 행잉 윈드쉴드 와이퍼는 행잉 레그리프트가 안 된다거나 조금이라도 불안정하다면 시도조차 해서는 안 되는 운동이다. 어깨 힘이 부족한 이들은 이전 단계인 레그리프트에서도 부상을 입기 십상이기 때문이다. 그러므로 한 단계 더 높은 수준의 운동인 행잉 윈드쉴드 와이퍼에 들어간다는 것은 어불성설임을 미리 말해둔다.

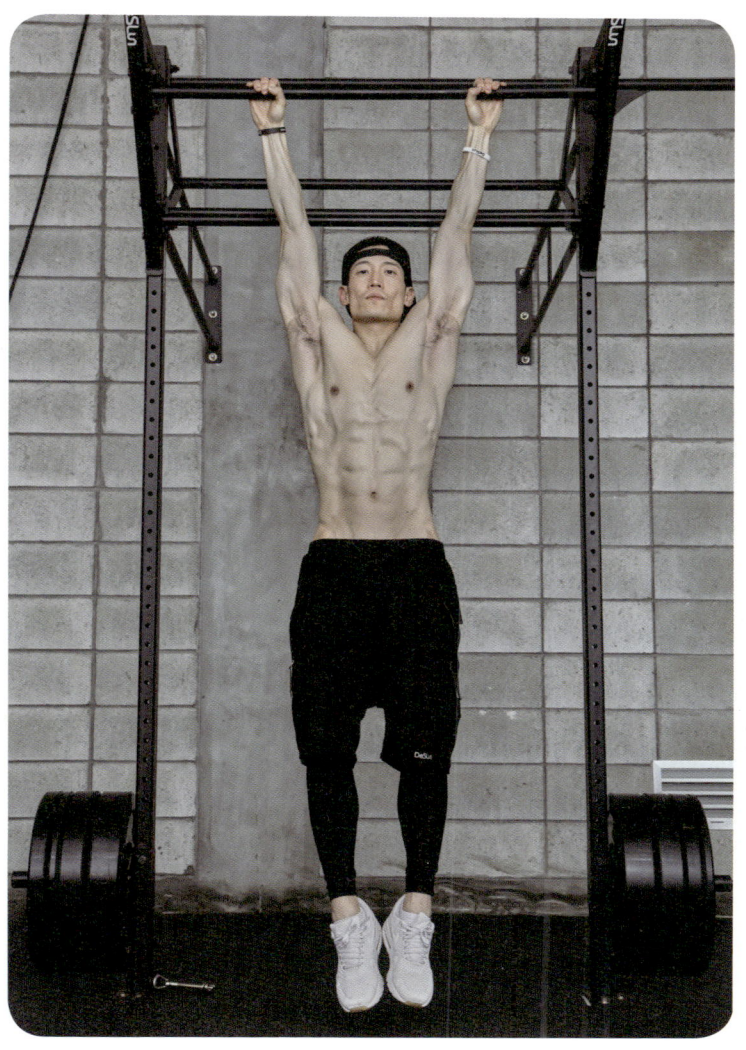

준비자세는 철봉에 어깨너비로 매달린 상태이다.

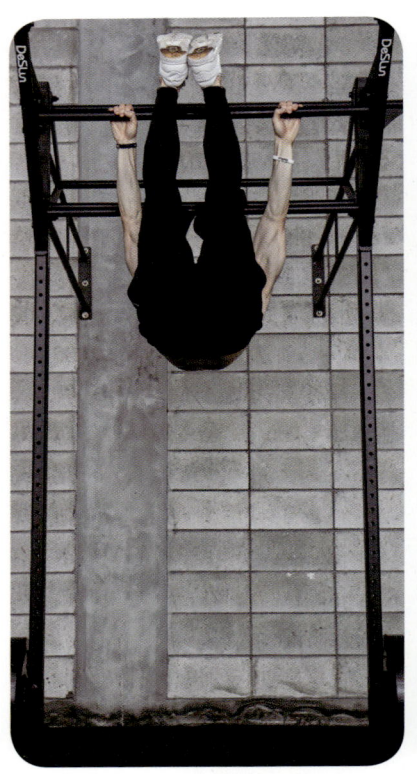

팔다리를 곧게 뻗어 올려서 고정한다.

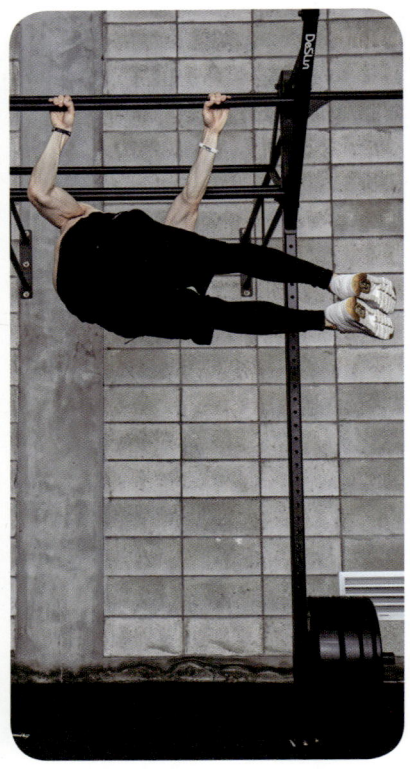

이제부터는 팔꿈치의 각도를 집중적으로 보자. 중앙으로 올라간 상태에서 허리를 양쪽으로 90도씩 돌리고 돌아오는 동작이다. 처음에는 봉에 매달려서 허리를 틀어주기만 해도 부담이 클 수 있으므로, 일단 팔꿈치를 구부려놓고 하는 데에서 시작해보자.

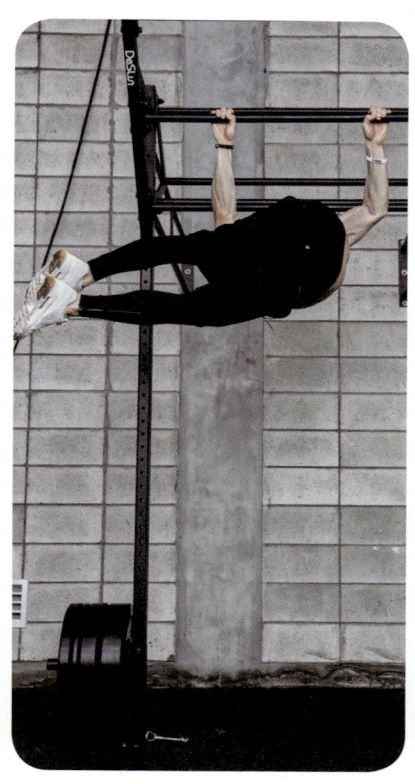 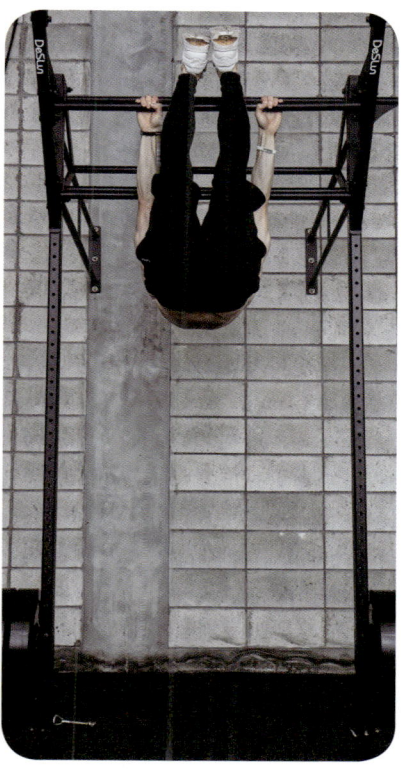

양쪽의 힘이 서로 다를 수도 있다. 며칠간 양쪽을 충분히 연습해보고, 조금씩 된다 싶을 때 다음 동작으로 이어가자.

준비자세는 항상 위에서 고정이다.

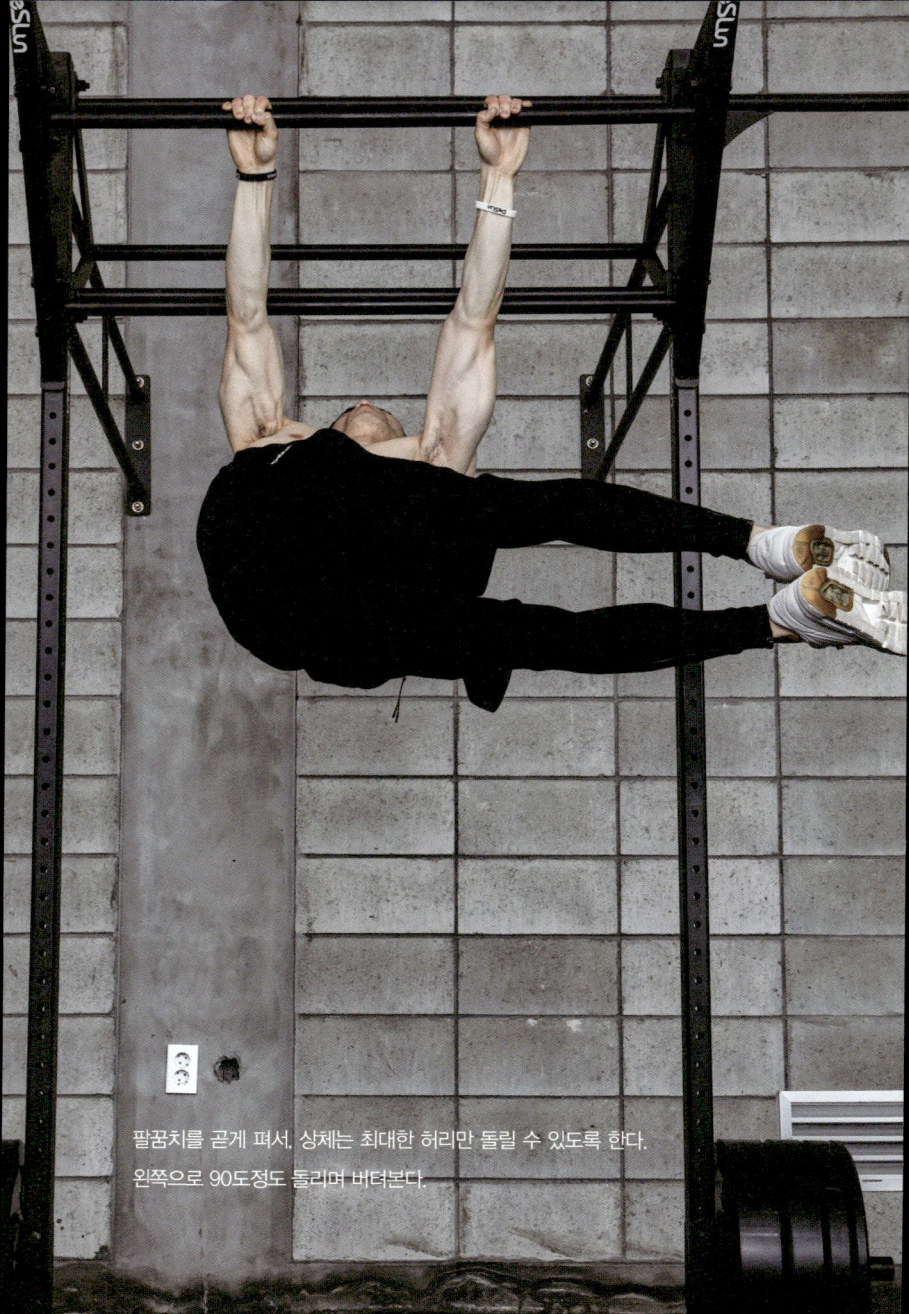

팔꿈치를 곧게 펴서, 상체는 최대한 허리만 돌릴 수 있도록 한다.
왼쪽으로 90도정도 돌리며 버텨본다.

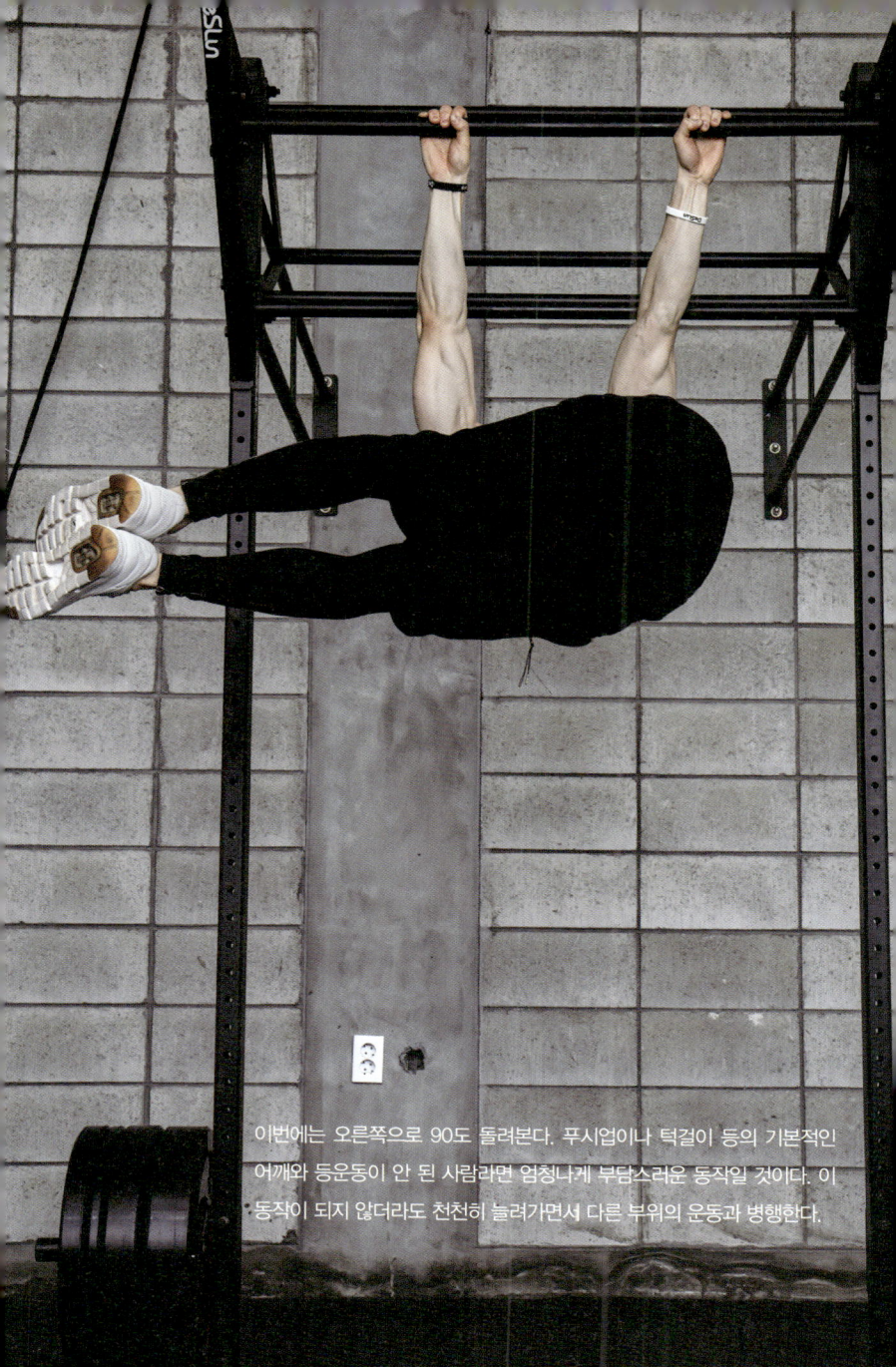

이번에는 오른쪽으로 90도 돌려본다. 푸시업이나 턱걸이 등의 기본적인 어깨와 등운동이 안 된 사람이라면 엄청나게 부담스러운 동작일 것이다. 이 동작이 되지 않더라도 천천히 늘려가면서 다른 부위의 운동과 병행한다.

15 드래곤 플래그

드래곤 플래그는 이소룡이 즐겨 했던 운동으로 매우 유명하다. 다리부터 복근, 가슴, 어깨, 등까지 모두 충분히 운동된 사람만 가능한 동작이다. 그러나 몸이 가벼운 이들라면 복근 힘만으로도 할 수가 있다.

처음에는 분명히 몸이 둥그렇게 말릴 것이다. 나의 전작에도 드래곤 플래그 동작을 할 때는 몸이 말려 있다. 맨몸운동을 시작한지 1~2년 차였기에 그 당시에는 정말 운동이 많이 되었던 동작인데, 지금 생각해보니 복근 힘만으로 하려고 했던 듯하다. 어깨부터 발끝까지 딱 일자를 만들어 버틸 전신의 근력이 있어야 한다.

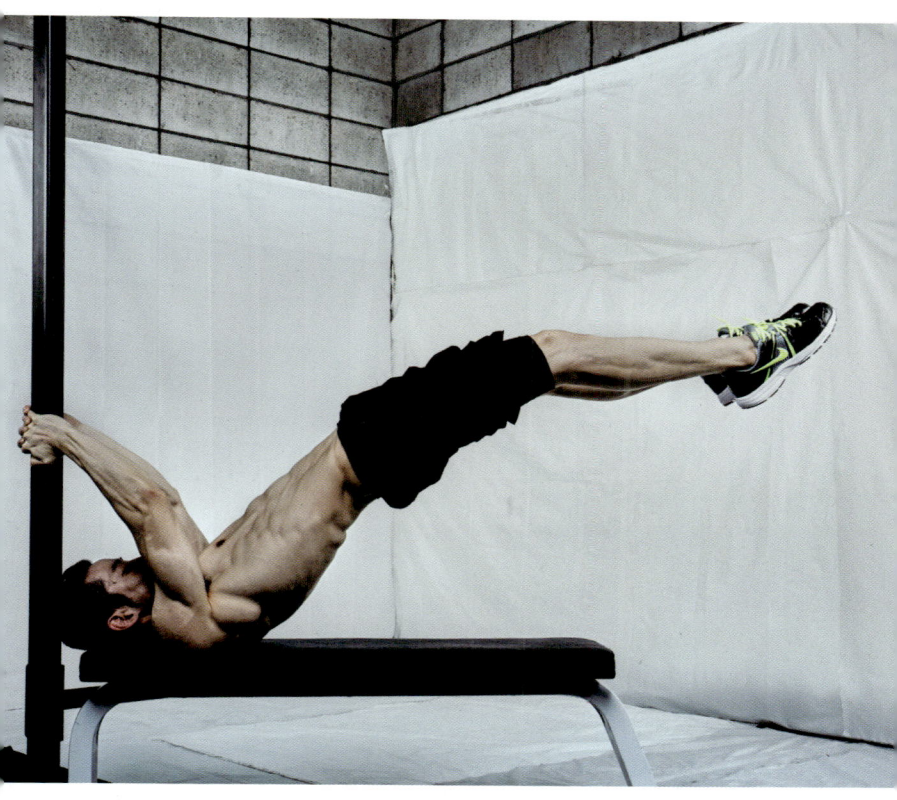

드래곤 플래그를 하던 초기 사진이다. 이때만 해도 코어가 약했기 때문에 발끝까지 지탱하지 못하는 상태였다. 그러나 결국은 시간이 해결해주더라. 2년쯤 지난 지금은 '발끝까지 완전히 힘이 들어간다'는 느낌이 팍 온다. 한 2년 꾸준히 하다 보면 지금 내가 하는 말이 무슨 뜻인지 문득 이해하는 날이 올 것이다. 내가 그렇게 느꼈기 때문이다.

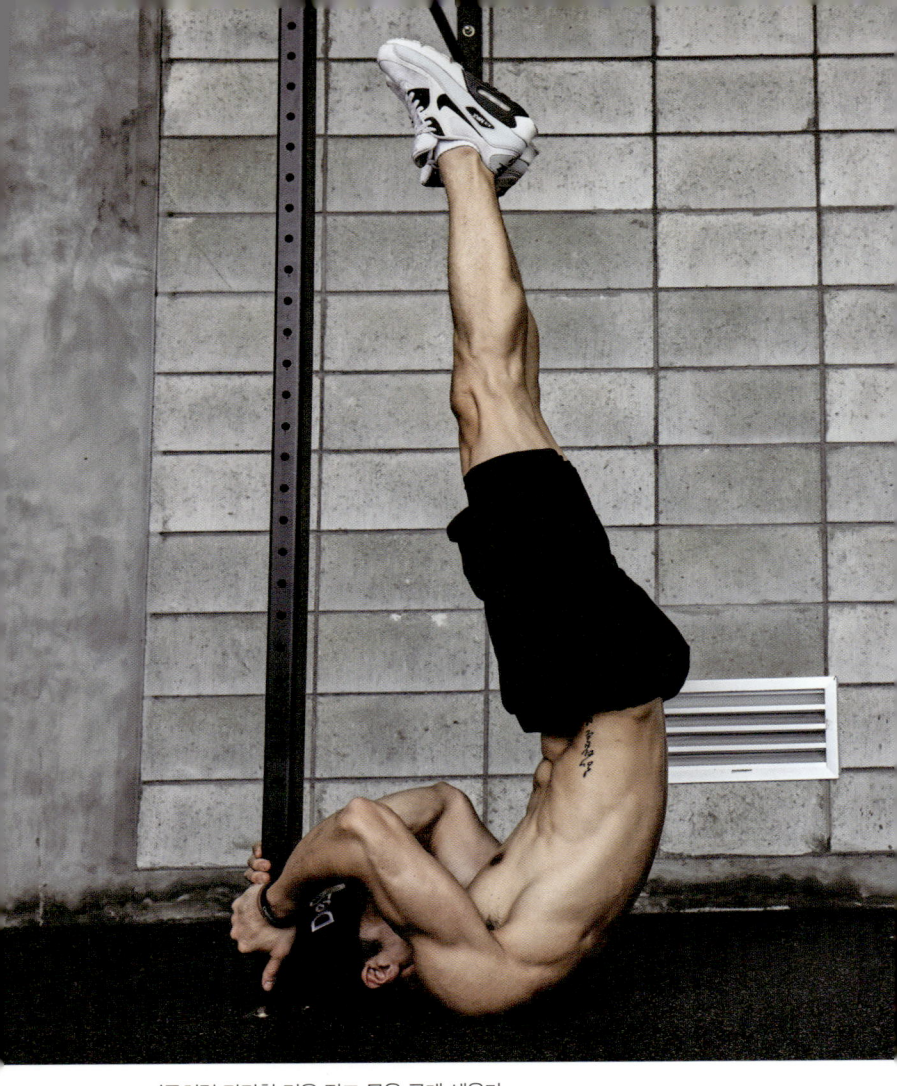

기둥처럼 단단한 것을 잡고 몸을 곧게 세운다.

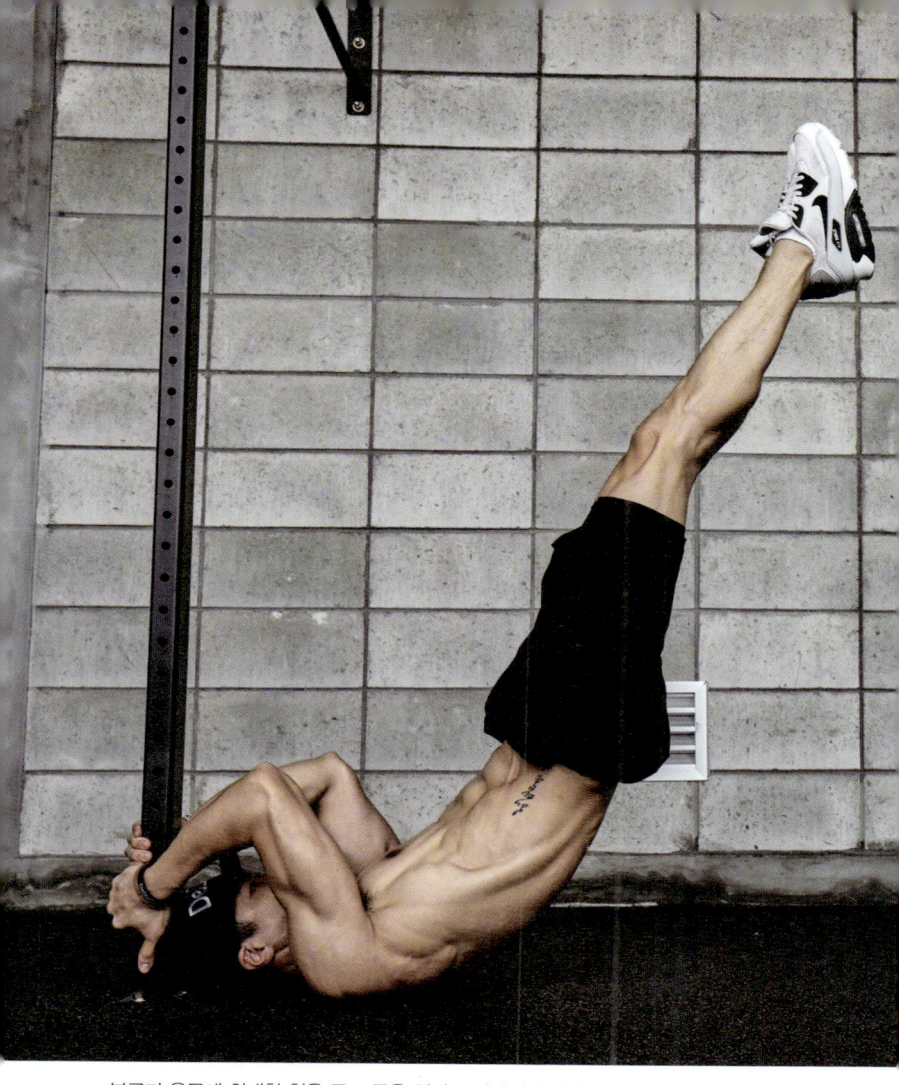

복근과 온몸에 최대한 힘을 주고 몸을 일자로 버티면서 내린다.

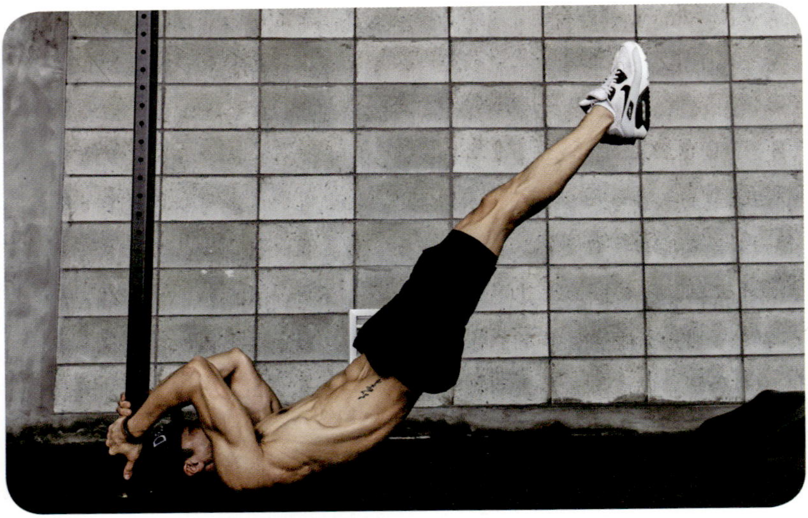

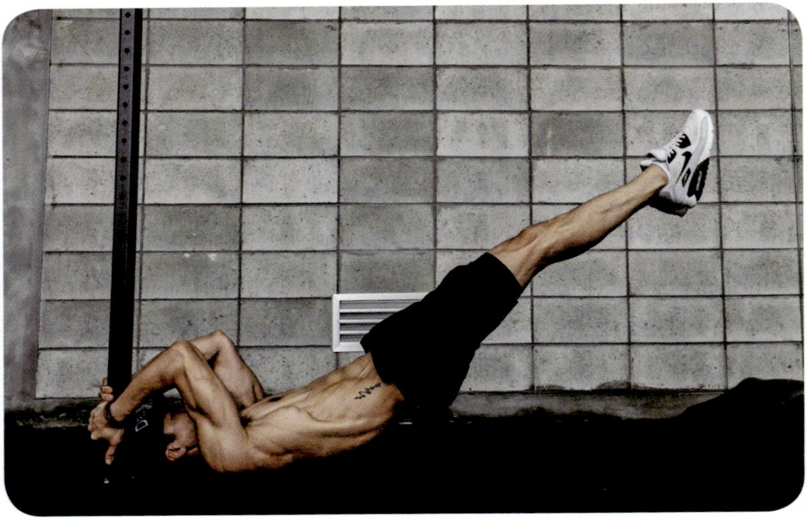

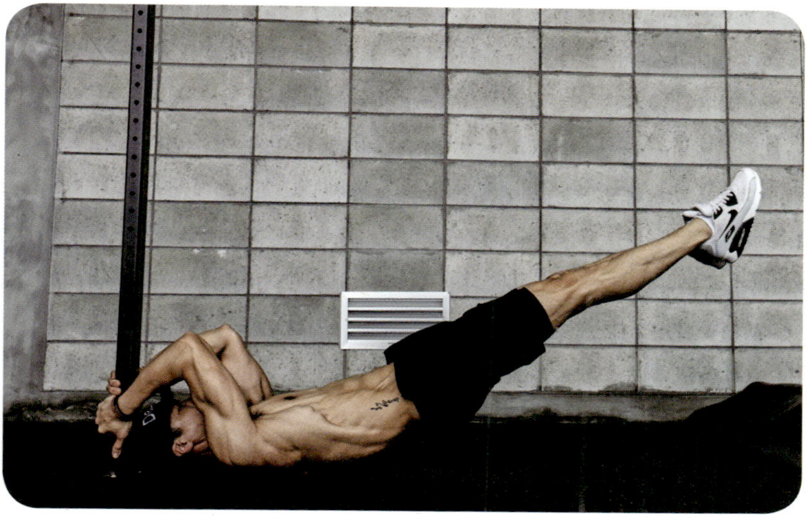

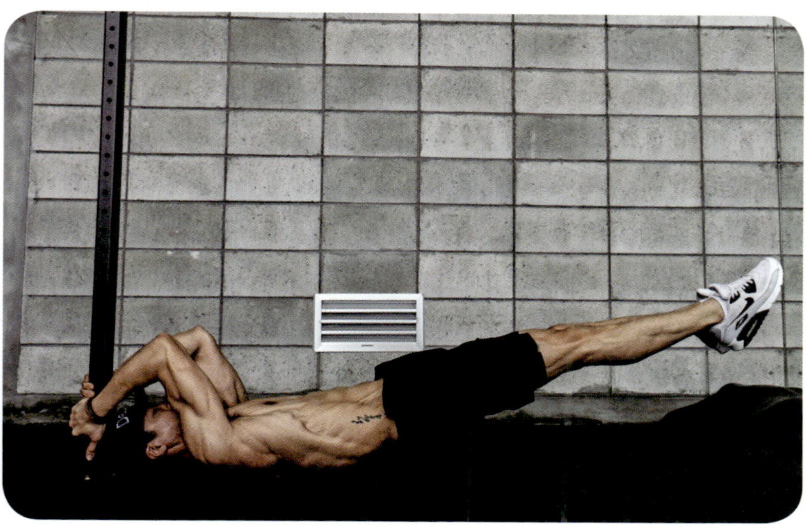

87

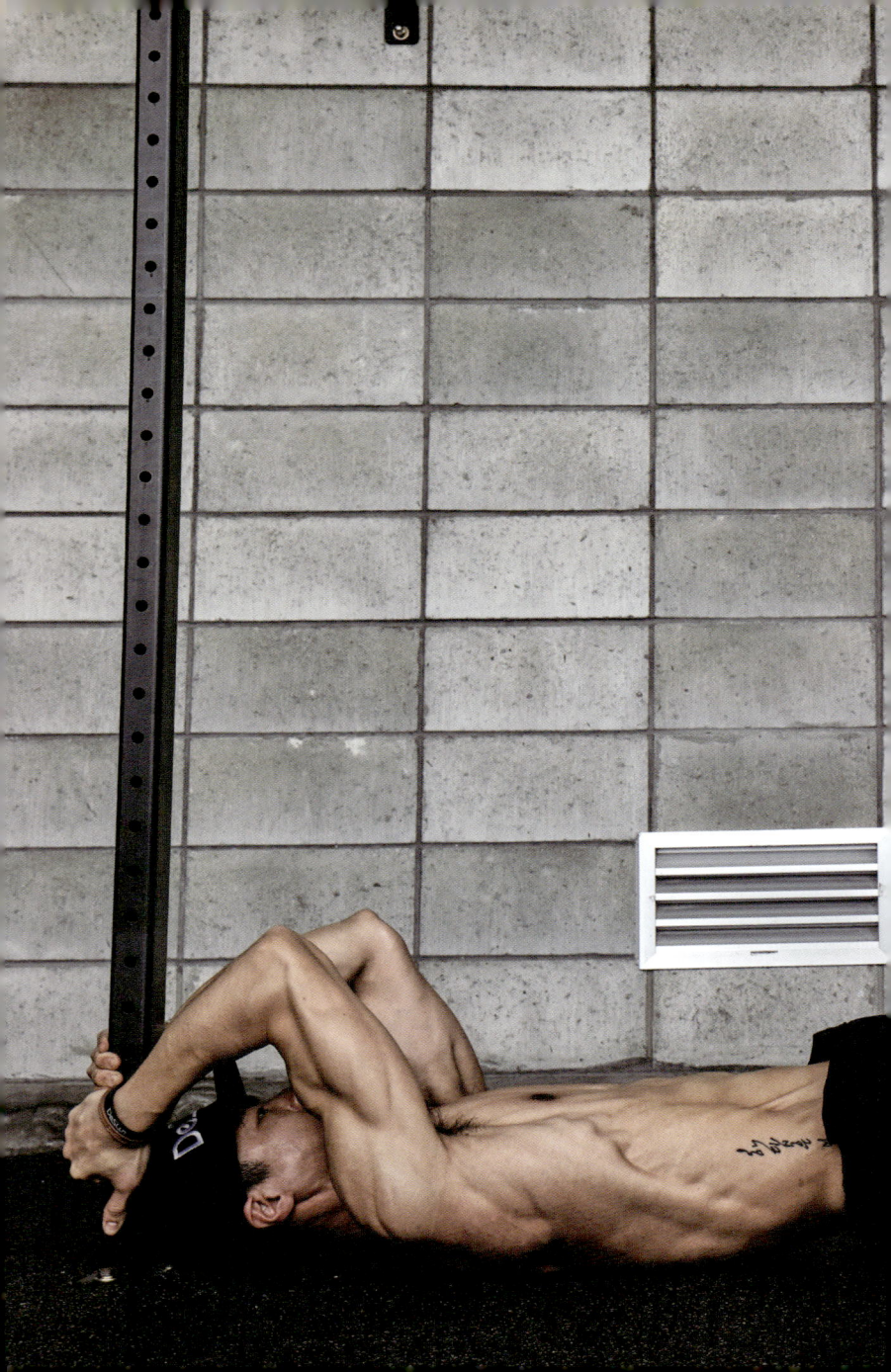

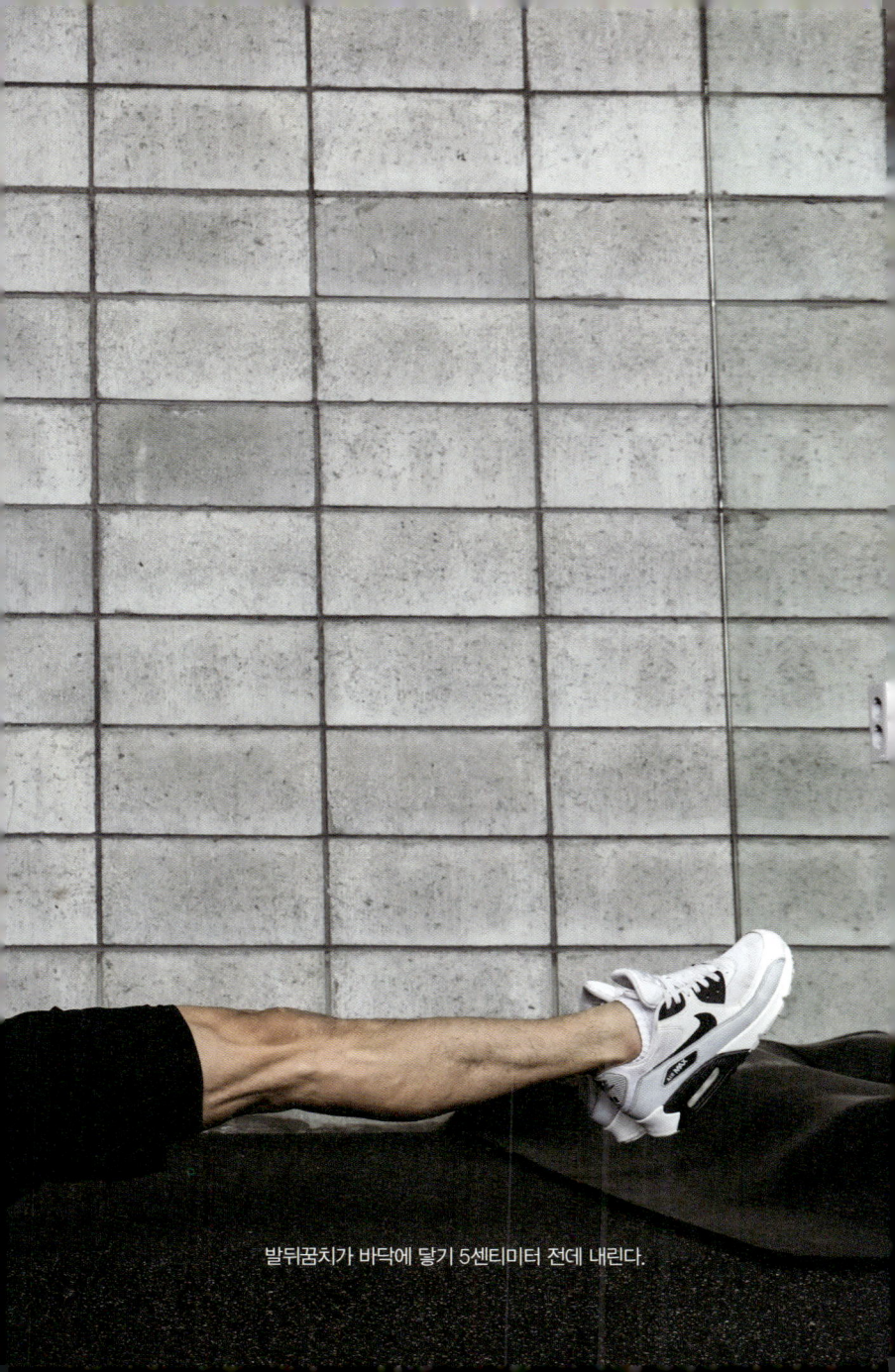

발뒤꿈치가 바닥에 닿기 5센티미터 전에 내린다.

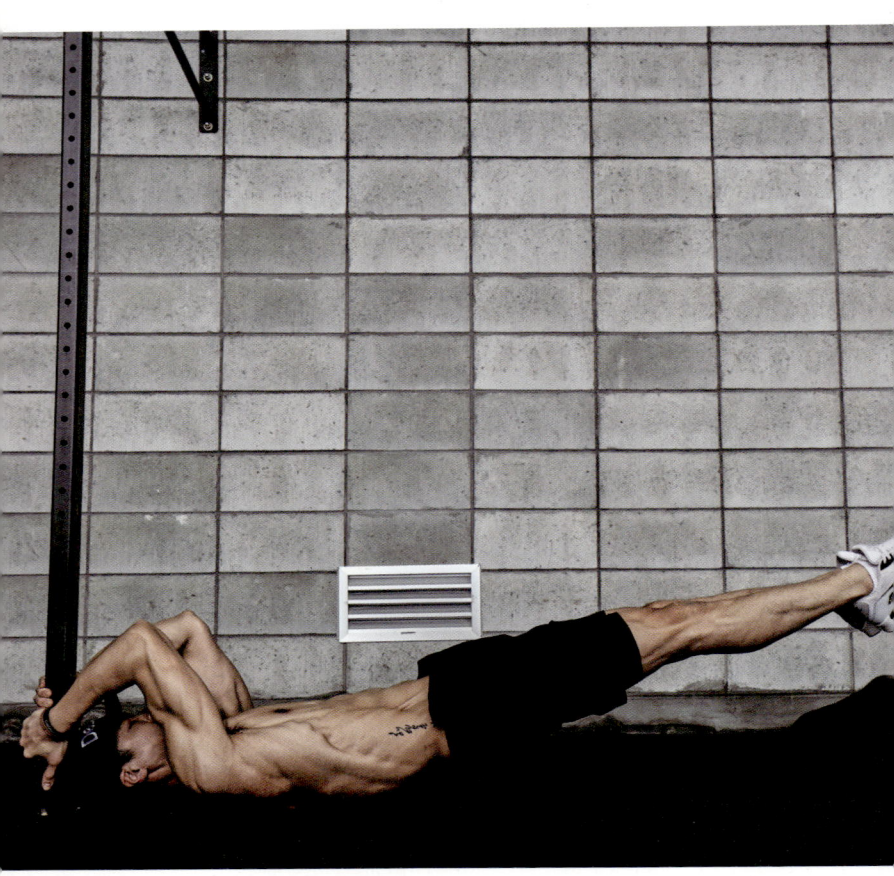

올릴 때가 포인트이다. 복근과 온몸의 힘이 고정되어 있다면 각도도 고정된 상태 그대로 올라갈 수 있다. 그러나 허리가 구부러지고 다리가 먼저 올라가는 경우가 다반사이다. 걱정 마라. 이 역시 하다 보면 늘더라.

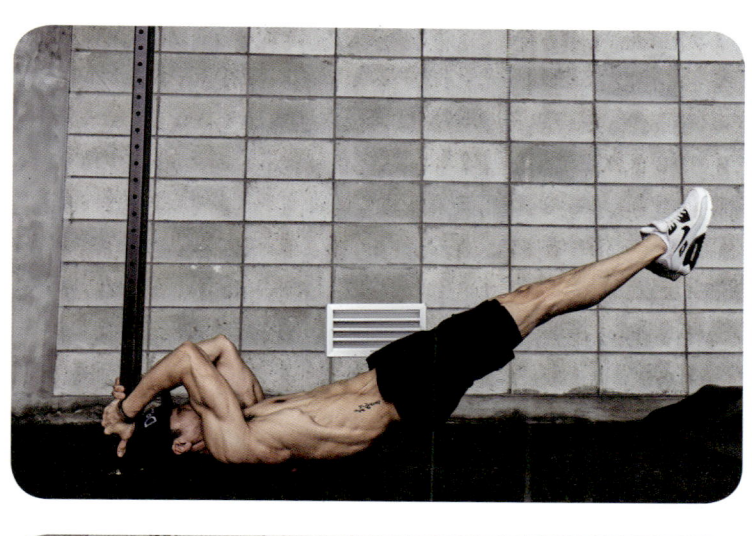

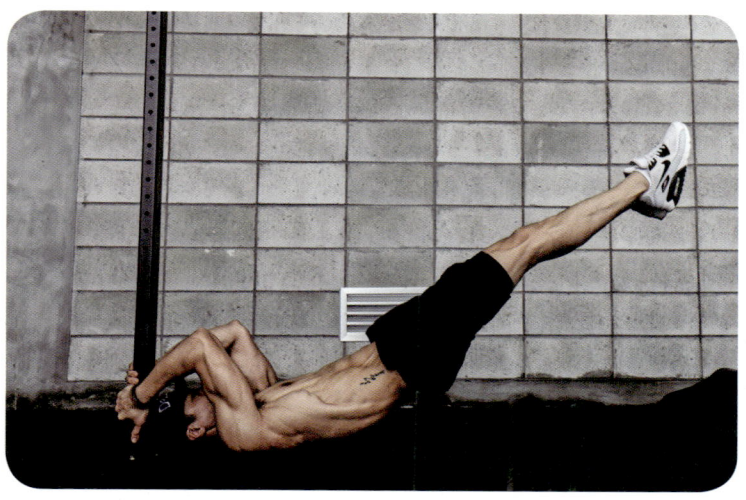

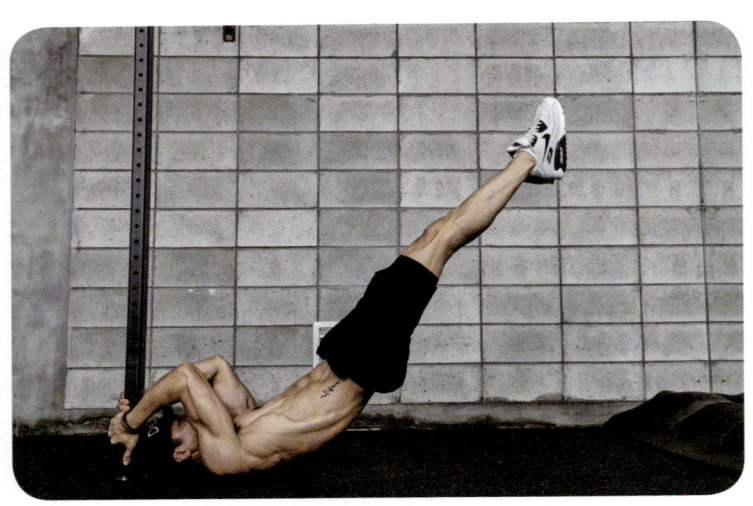

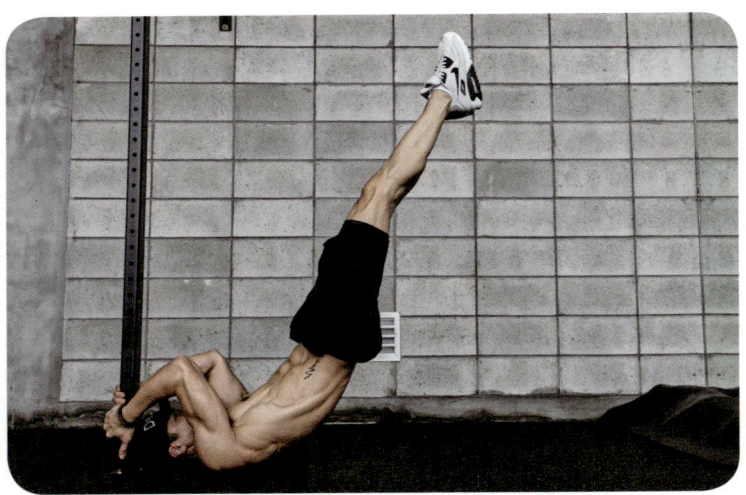

여기까지가 하나이다. 10개 정도가 가능해지면 어딜 가도 코어만큼은 안 빠질 것이다.

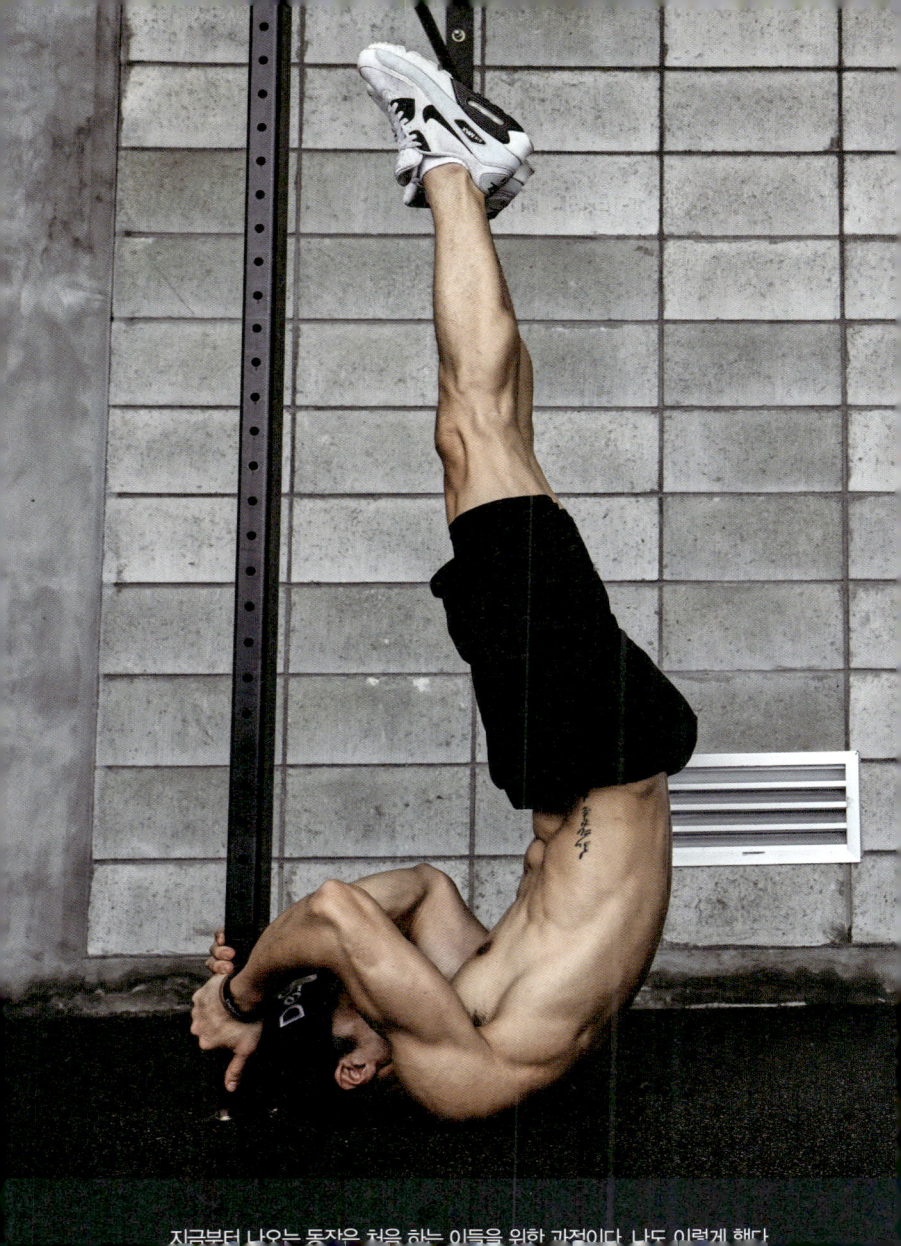

지금부터 나오는 동작은 처음 하는 이들을 위한 과정이다. 나도 이렇게 했다.

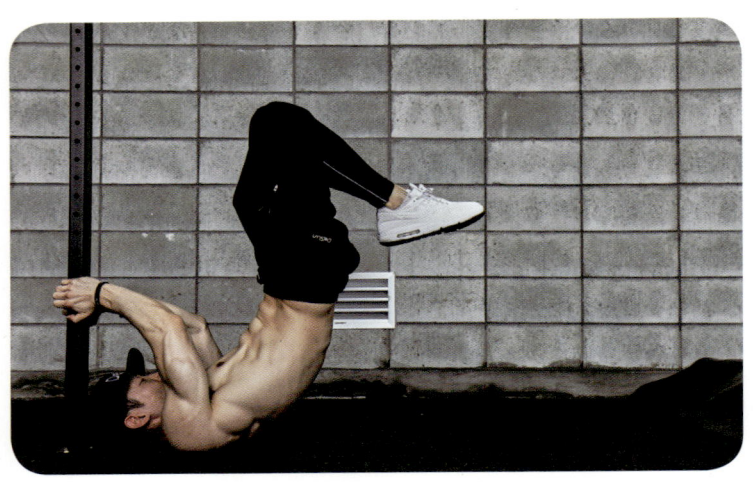

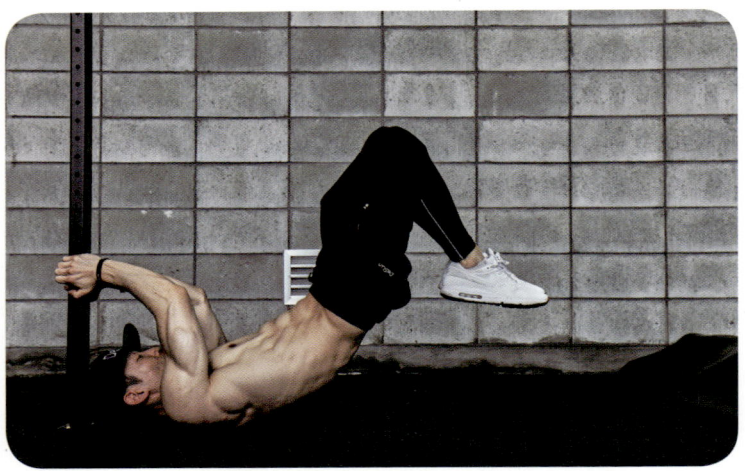

크런치로 복근을 수축해서 허리를 둥그렇게 말아주고 무릎을 접는다. 무릎을 접으면 힘을 주고 버텨야 하는 길이가 줄어들기 때문에 운동의 강도가 반으로 뚝 떨어진다.

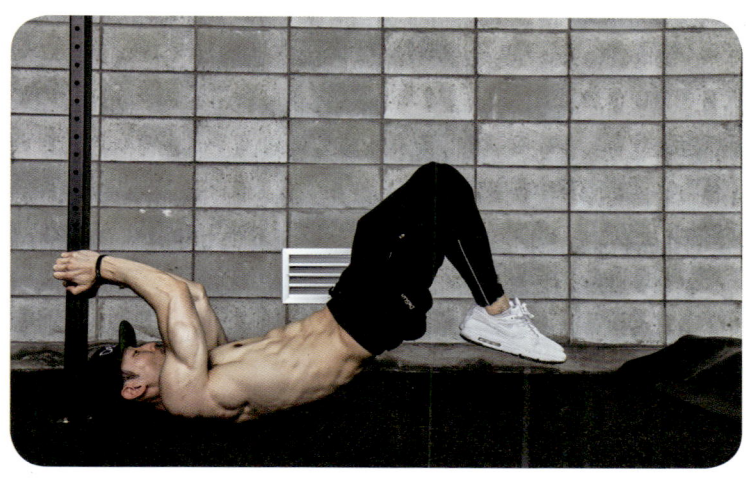

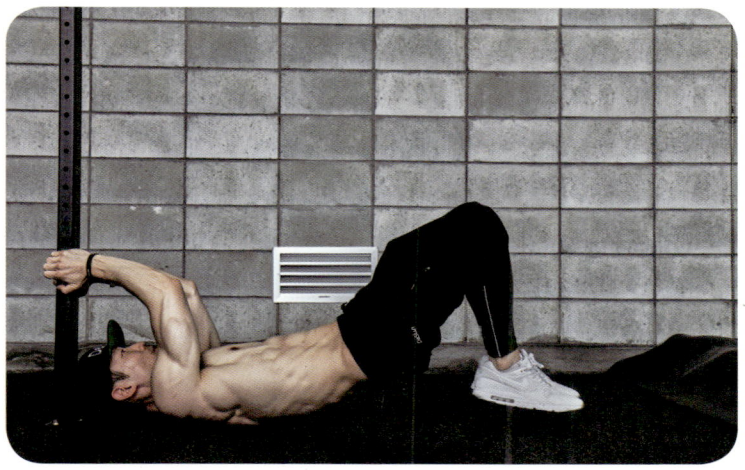

무릎 접고 드래곤 플래그가 쉽게 느껴지는 수준에 올랐다면 다음 단계로 넘어가보자.

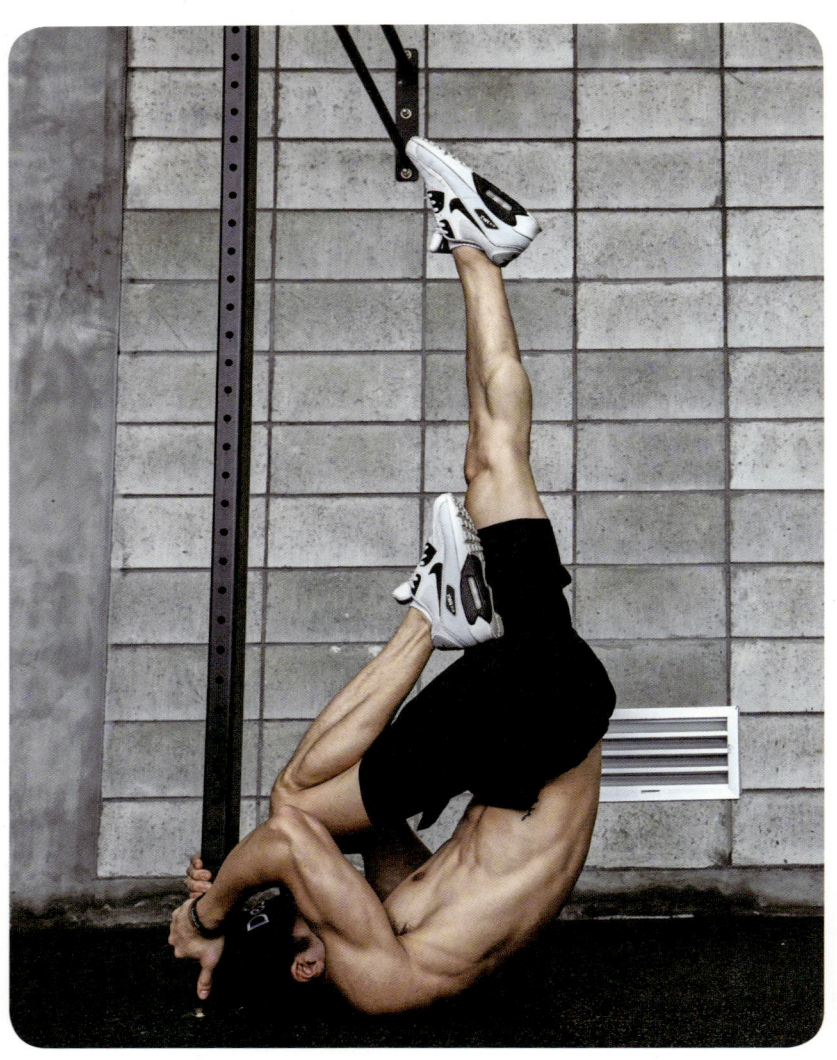

한쪽 다리는 접은 채, 다른 한쪽 다리만 곧게 편다.

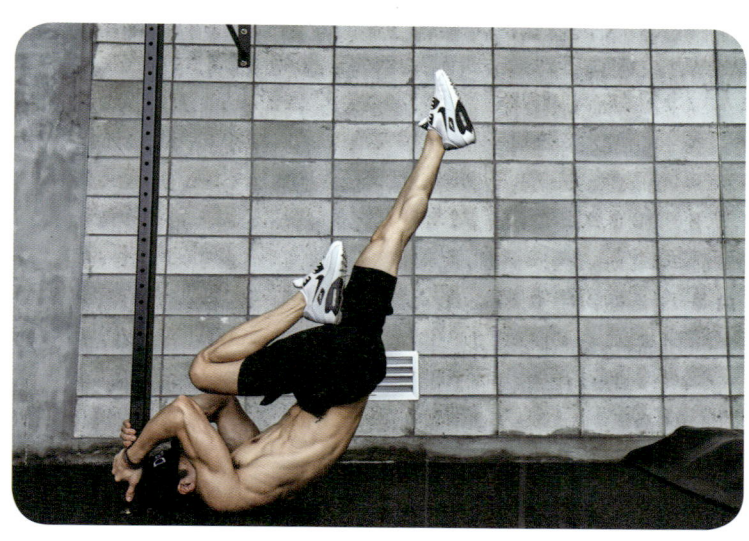
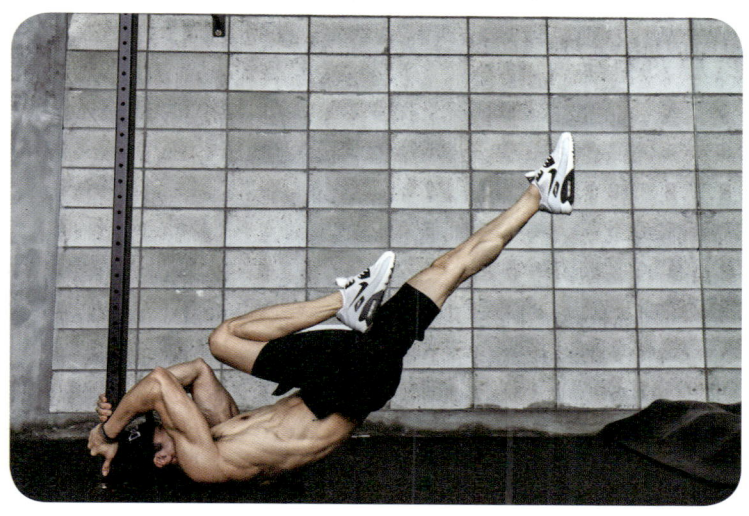

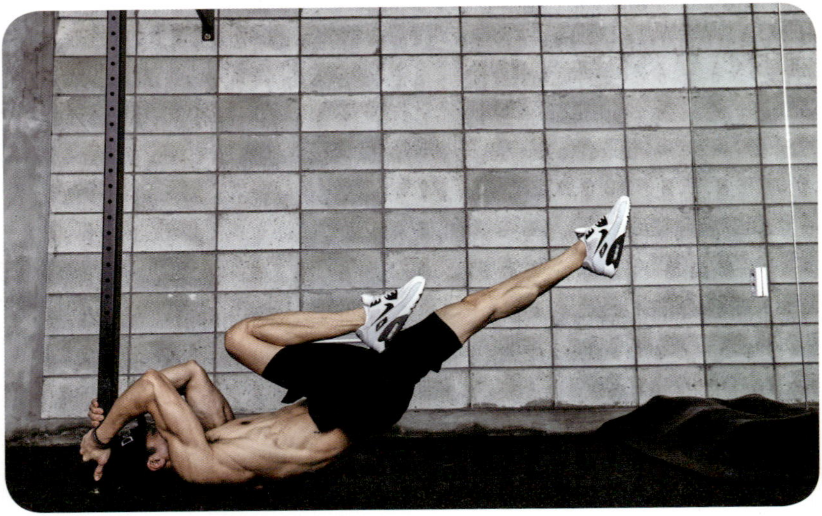

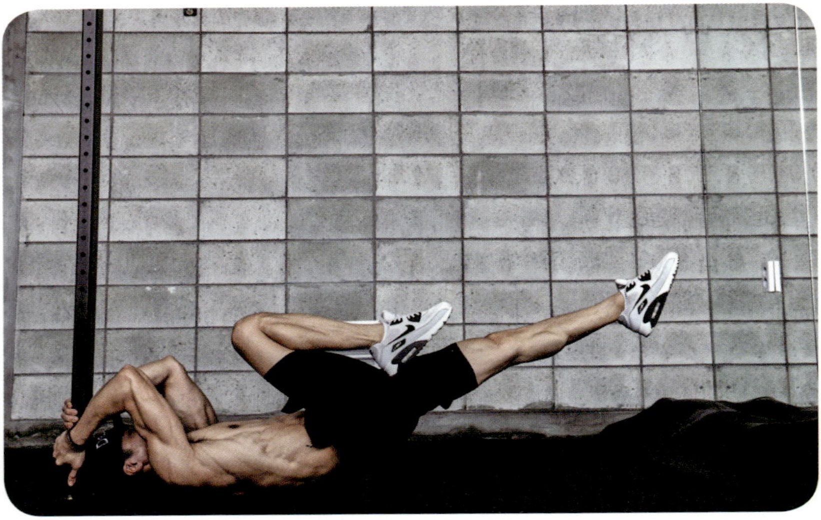

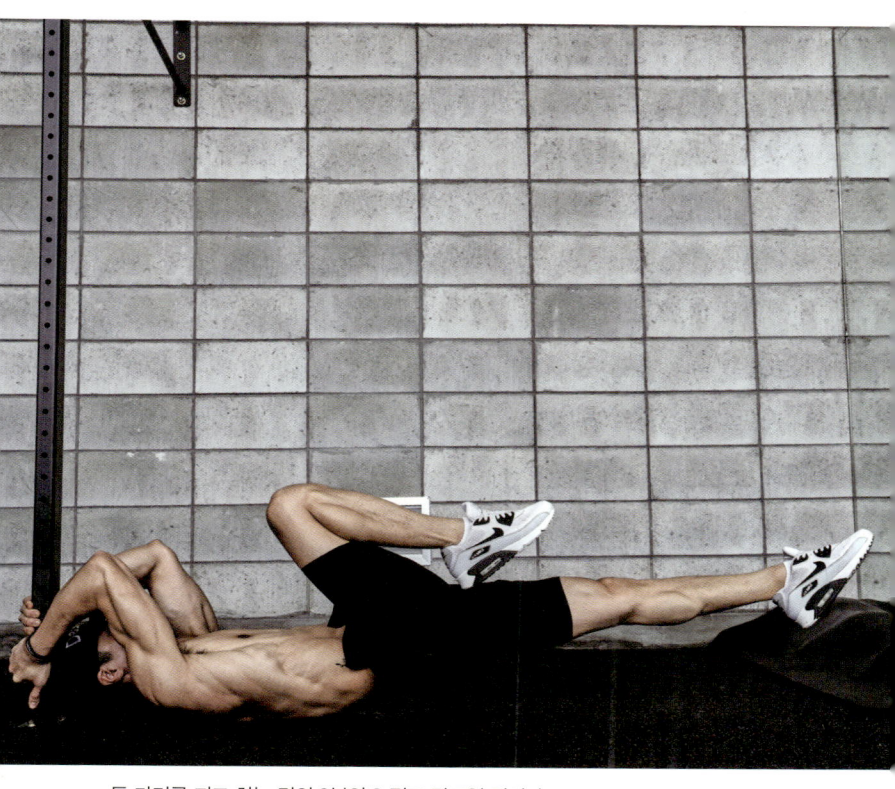

두 다리를 펴고 하는 것의 3분의 2 정도 강도일 것이다.

그다음 단계로 들어가보자. 드래곤 플래그 다리 벌려서 차례이다. 곧게 펴서 하는 드래곤 플래그의 직전 단계로, 다리를 양쪽으로 벌려서 곧게 펴는 동작이다.

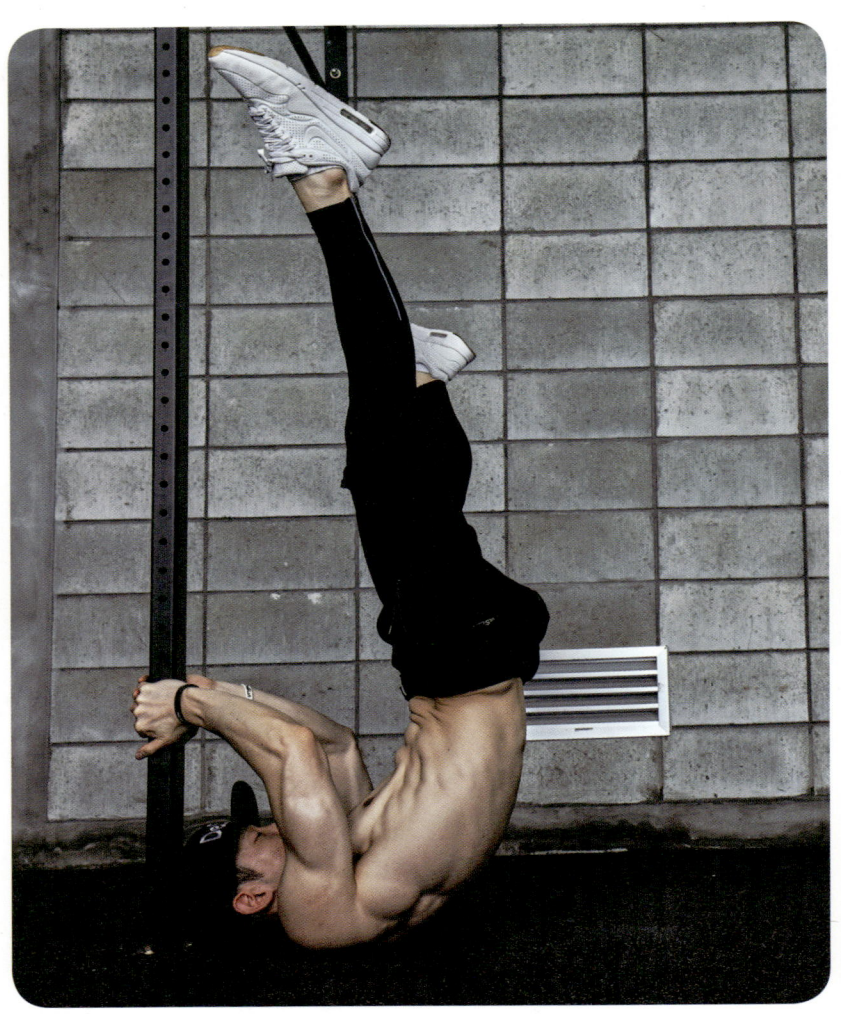

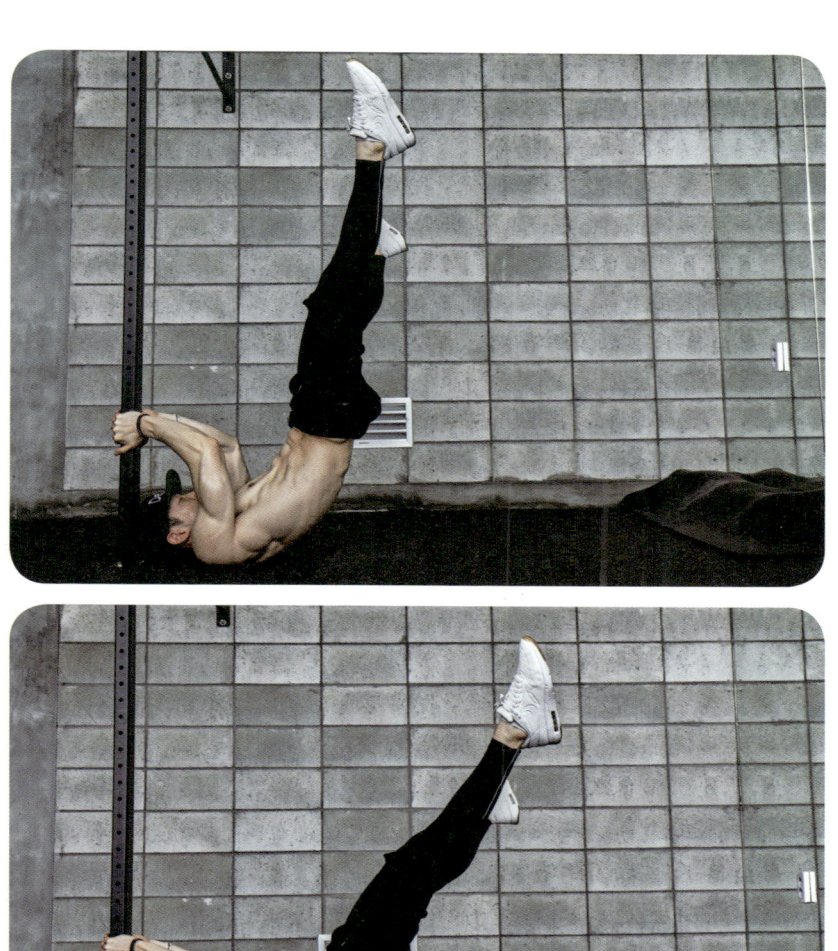

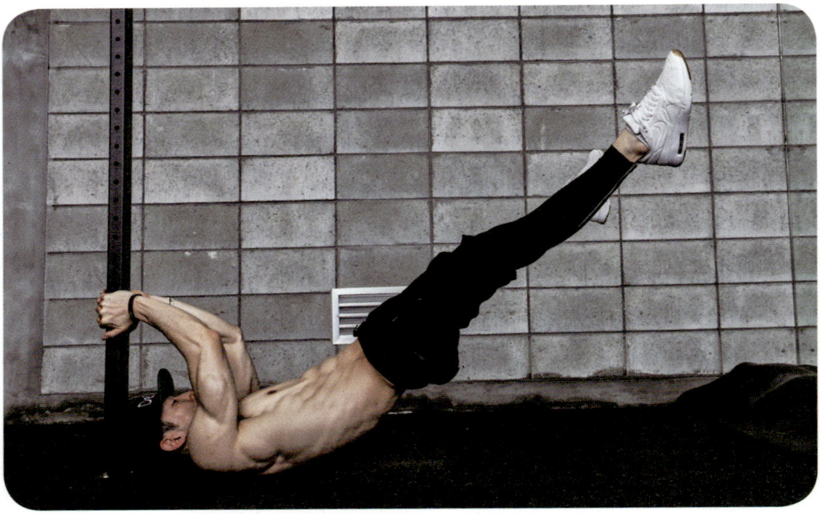

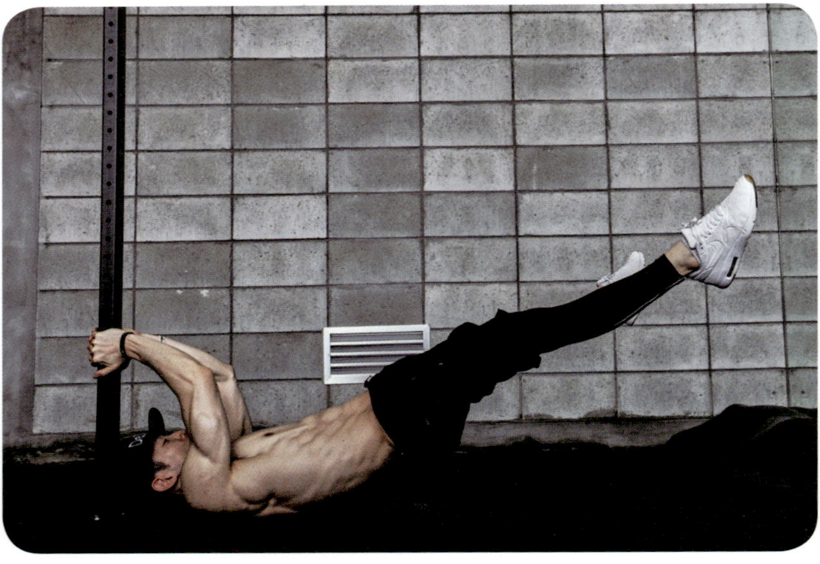

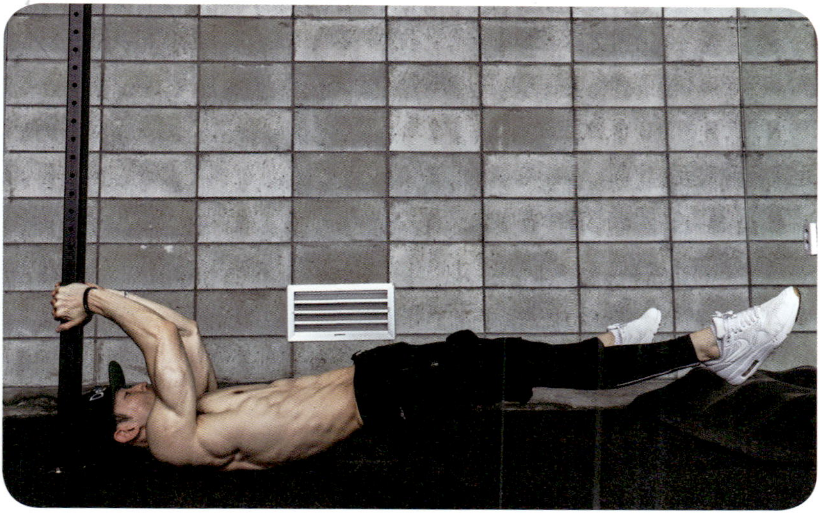

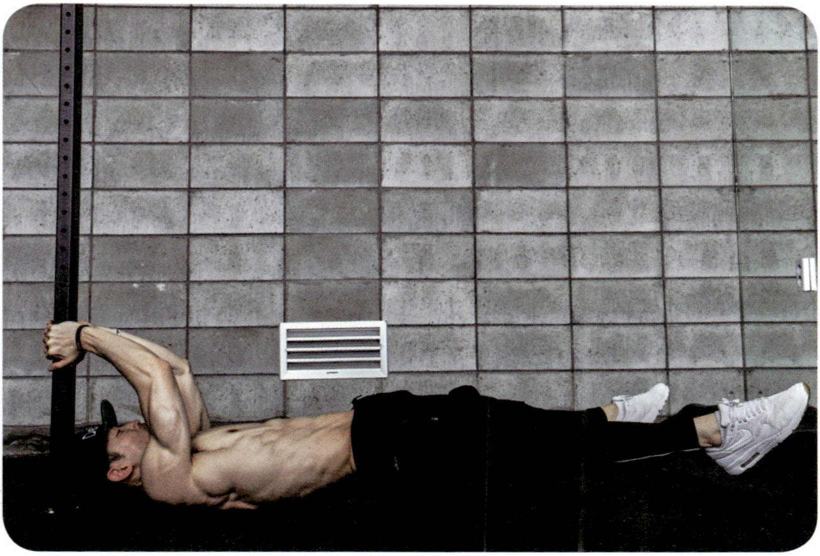

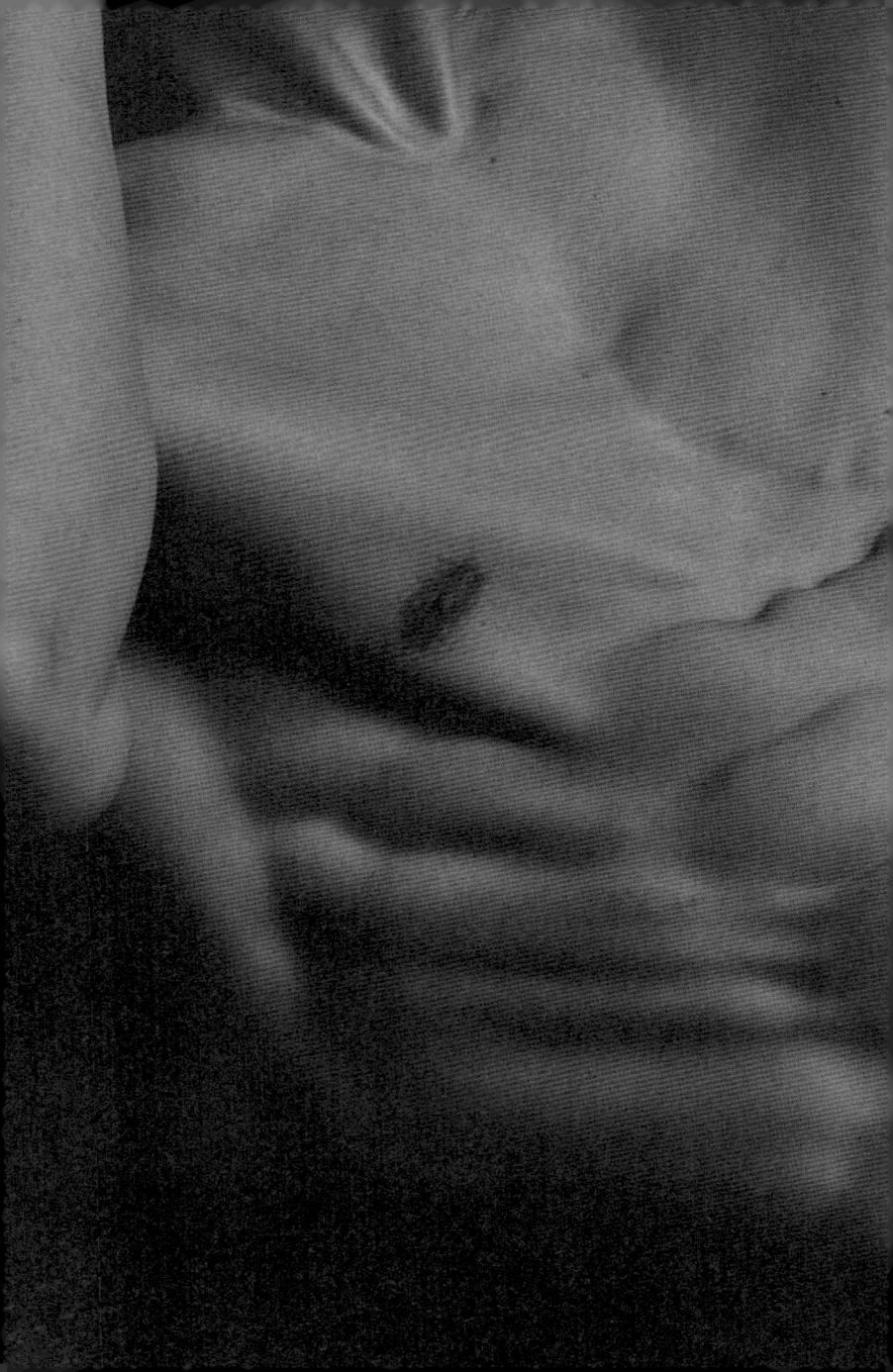

정말 고민 많이 하고 추려낸 복근 코어운동이었다.
정말 많은 종류의 운동이 있지만, 이 정도 운동만 성실히 해도
최고의 복근 코어를 가질 수 있다고 장담한다.

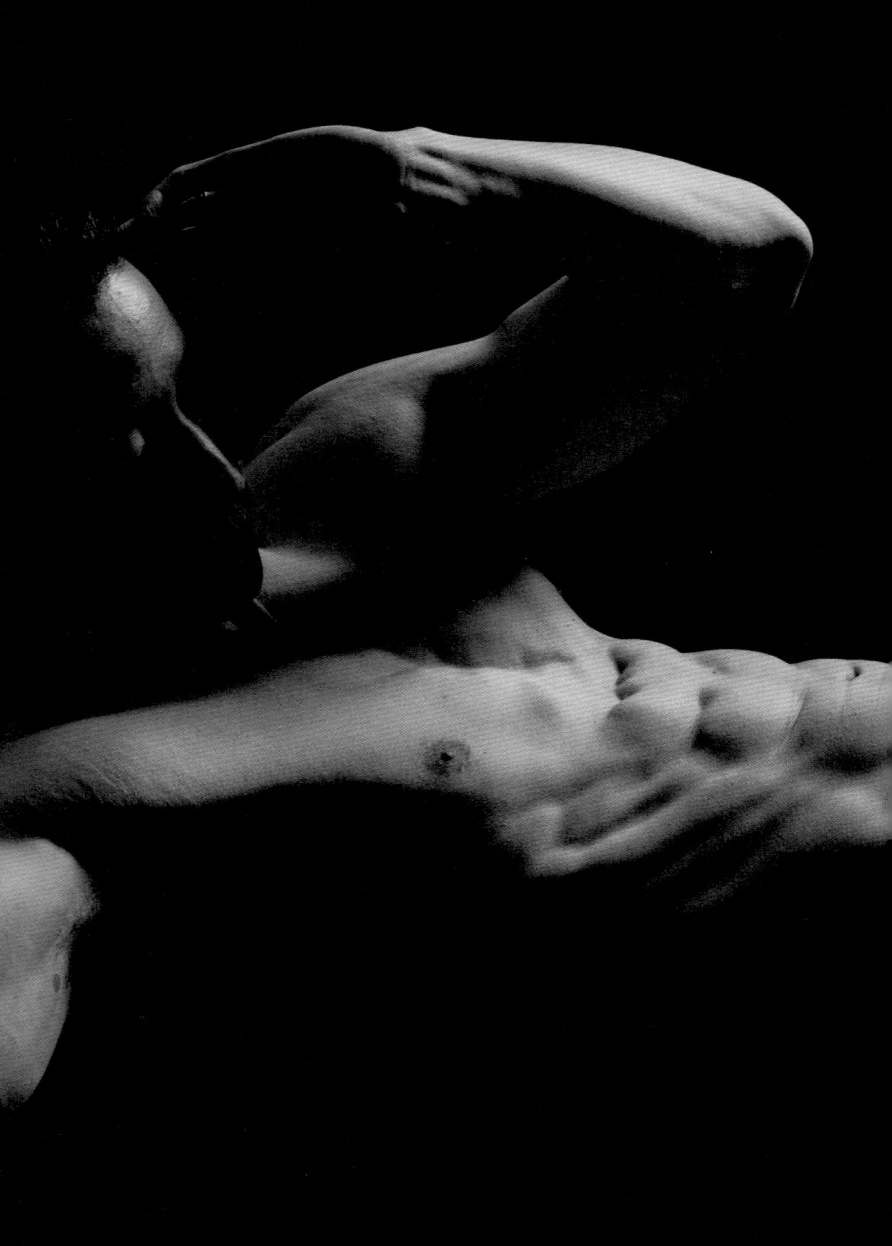

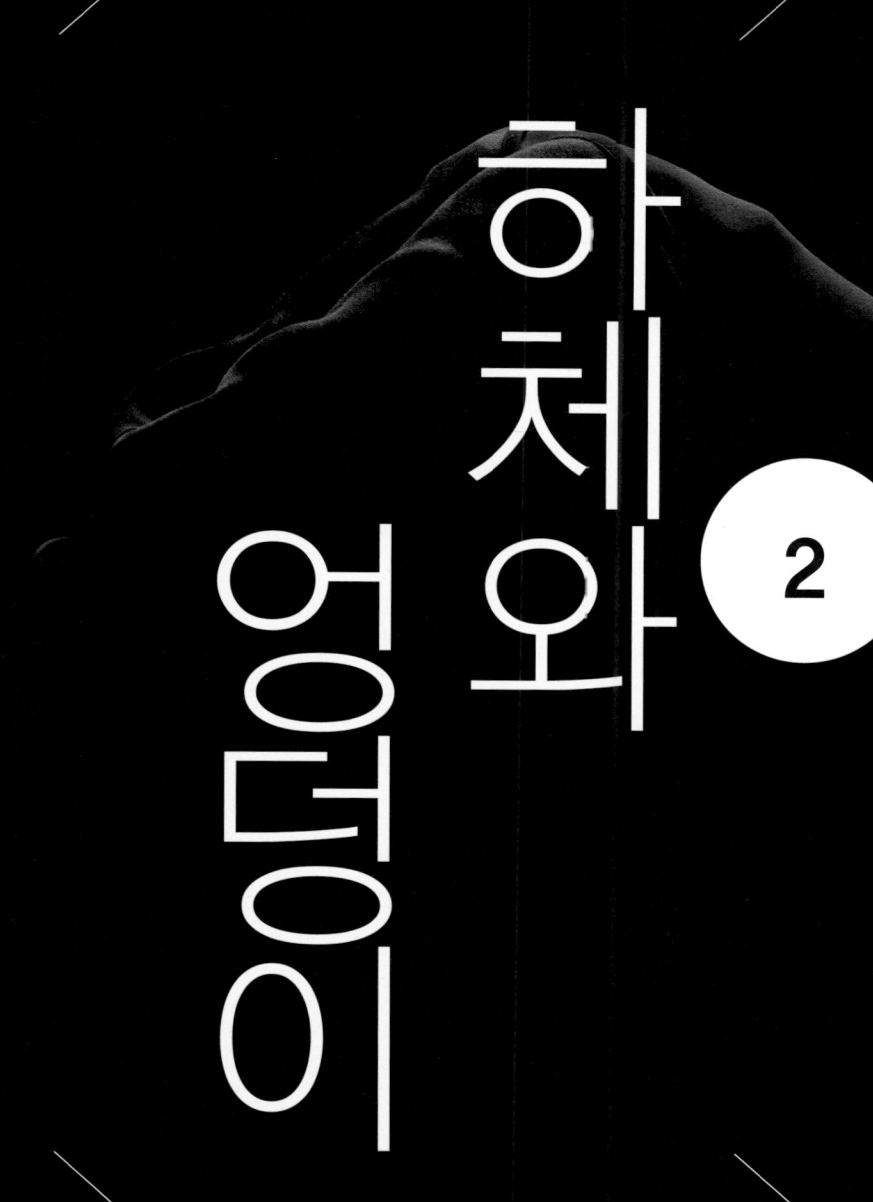

남자들이 가장 등한시하고, 하기 싫어하는 운동 부위는? 바로 하체와 엉덩이이다. 이유야 간단하다. 가리고 다니니까 가늘어도, 엉덩이가 좀 없어도, 팔이 가느다란 것보다는 티가 안 난다. 거기다가 온몸에서 가장 큰 근육이다 보니 운동 자체가 죽도록 힘들다. 운동하다 토 나올 것 같은 느낌은 주로 하체에서 온다. 하지만 버려서는 절대 안 될 주요 지점이다. 그 이유는 2가지를 들 수 있다.

첫째, 상체와 비례하는 근력을 갖춰야 고난도 맨몸운동도 가능하다.
둘째, 옷걸이의 완성인 힙업은 하체운동 없이는 불가능하다.

운동을 소개하며 보여줄 사진을 잘 보라. 허릿단 위로 보이는 양쪽 기둥이 내 엉덩이근육이다. 이렇게 되려면 꾸준한 식단조절로 지방을 걷어내는 것도 중요하지만. 기본적으로 엉덩이근육을 만들어놓지 않는다면 결코 육안으로 확인할 수가 없다.

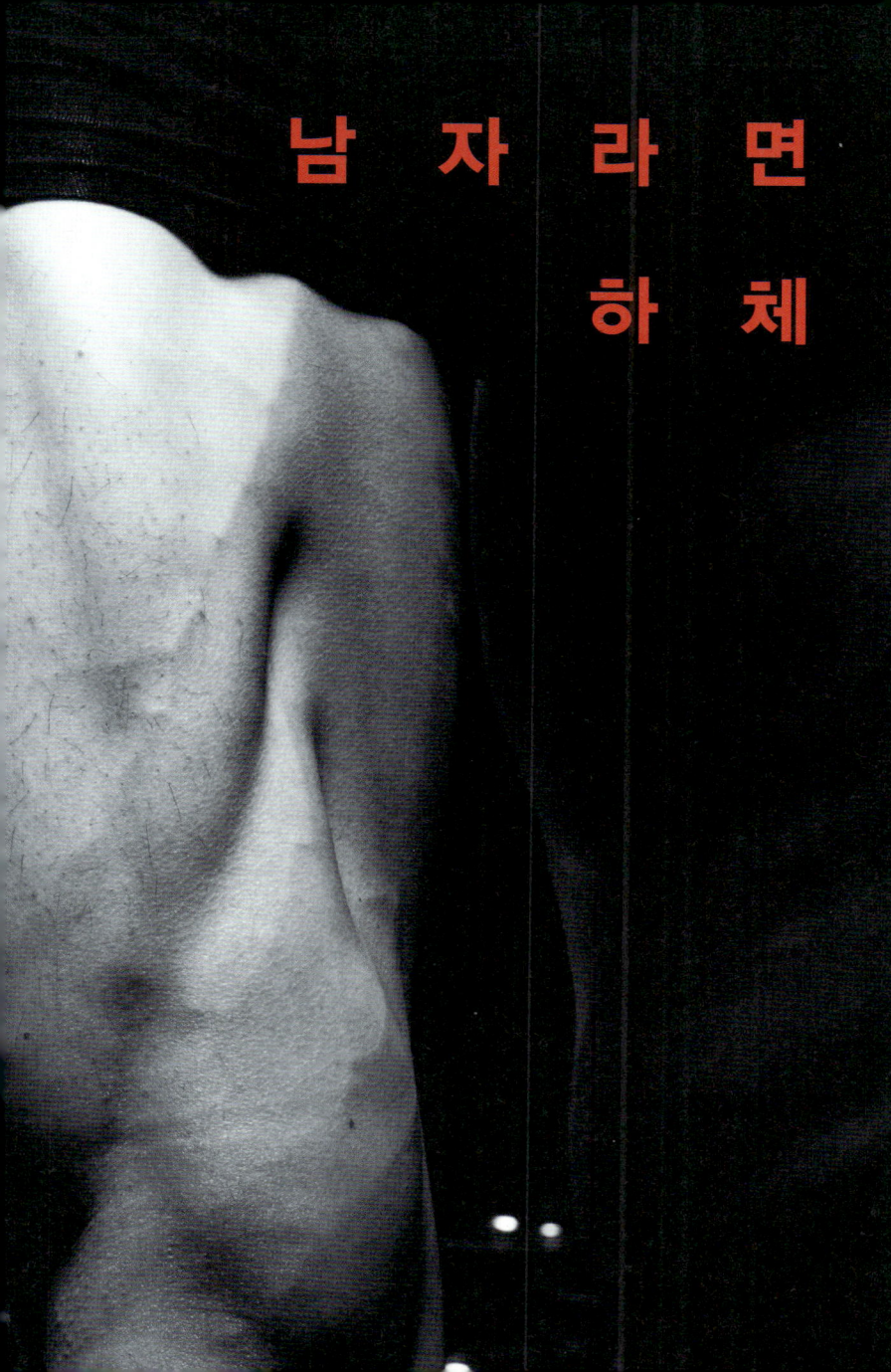

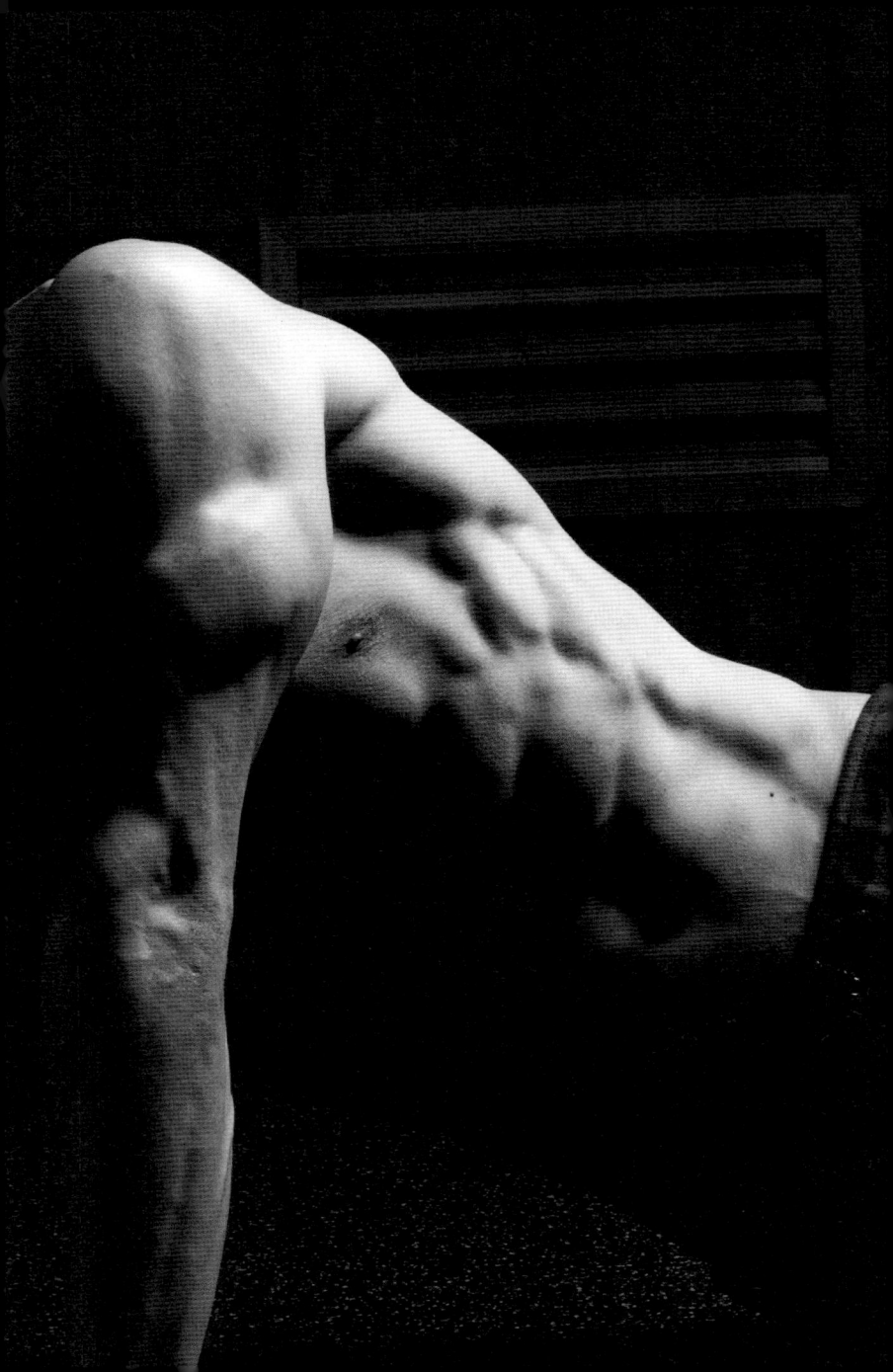

하체는 어려울 것 없다. 몇 가지 자세만 몸으로 익히고, 그저 참고 운동하면 된다. 다른 운동의 경우, 하기가 힘들면 아예 운동 자체를 진행할 수가 없다. 그러나 하체는 힘들어도 참으면서 할 수 있다. 예를 들어 턱걸이는 힘이 완전히 빠져버리면 절대 올라갈 수 없지만, 스쿼트는 힘이 빠져도 밀어 올릴 수 있다. 대부분 거기서 멈추니까 문제일 뿐이다. 어찌 보면 가장 만들기 쉬운 부위가 엉덩이와 탄탄한 하체근육일 것이다. 점프 스쿼트까지는 하체를 만드는 데 큰 무리 없이 충분히 할 수 있고, 해야만 하는 동작이다. 하지만 점프 스쿼트 이후부터는 본인의 관절 상태와 운동능력을 정확히 판단해가며 하길 바란다. 운동 강도가 강해지는 만큼 운동효과도 배가되겠지만, 관절을 감싸는 근육이 그 운동을 받아들일 준비가 되어 있지 않다면 무리가 오고 만다.

스쿼트와 런지는 모두 힘의 중심이 몸의 중앙에 위치해야 한다. 그러나 초보자들은 대부분 그 느낌을 모르는 상태이므로, 힘들지 않은 위치를 찾아서 앉거나 또는 가동범위가 나오지 않아서 망가진 자세로 운동하는 경우가 있다.

스쿼트를 할 때는 무릎과 발과 어깨의 중앙이 바닥에서 하나의 줄로 선을 그었을 때 딱 수직이 되도록 위치해야 한다. 런지는 몸 중앙에 힘을 위치하되, 그 하중은 앞발로만 받아 올려야 한다. 자세한 설명은 이제부터 소개할 동작 설명에서 보도록 하자.

01 스쿼트

스쿼트는 전 세계적으로 널리 사랑받고 있는, 아주 유명한 하체운동이다. 중심만 맞추고 허리만 펼 수 있다면 그때부터는 횟수만 늘리며 운동하면 되는, 아주 단순하지만 무척 힘든 운동이다.

다음의 사진을 잘 보라. 내려갈 때는 '내 발의 중심에서 수직으로 선을 긋는다'는 느낌으로, 무릎과 어깨가 그 선에 닿을 수 있도록 중심을 잡으며 내려가야 한다. 스쿼트는 중심을 일직선에 맞추고 허리만 곧게 펴면 끝이다.

난 스쿼트를 가르칠 때 '허리가 활처럼 말리게 하라'고 가르친다. 그러나 인터넷에서 '허리가 활처럼 말리면 허리를 다칠 수 있다'는 댓글을 본 적이 있다. 일자로 허리를 유지하라고 말할 경우, 거의 모두가 역으로 자세를 취해버린다. 뒤로 말린 아치형을 그려버린다.

이건 경험이다. 활처럼 말리게 해서 들어가고, 계속 유지하려고 해도 일자가 될까 말까인 걸 어떻게 하겠는가? 골반뼈를 기준으로 '허벅지와 복부를 붙인다'고 생각하며, 엉덩이를 뒤로 빼고, 아랫배를 앞으로 쑥 내밀며 내려간다고 생각하면 거의 맞다.

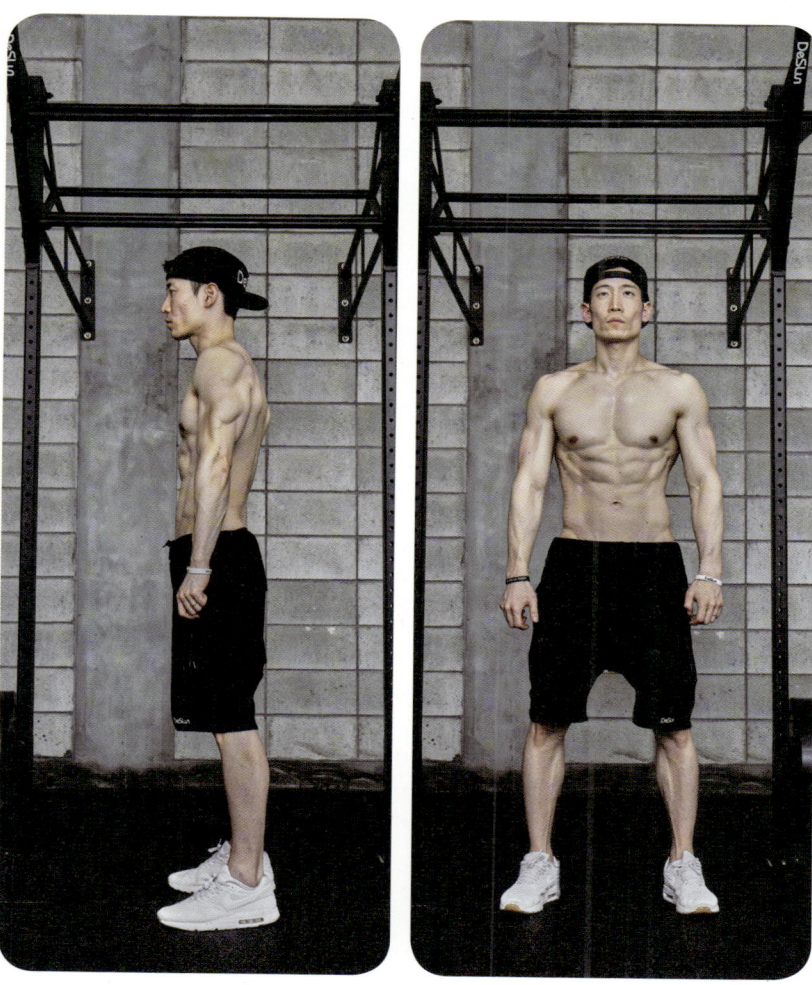

다리를 어깨너비로 벌리고 발끝은 측면 15도를 향하도록 선다. 스쿼트는 시작자세 자체가 이미 운동의 시작이다. 허벅지는 뒤로 누르듯 힘준 상태여야 하고, 엉덩이는 앞으로 밀듯 힘준 상태여야 한다. 한순간이라도 힘을 빼면 그대로 휴식이다.

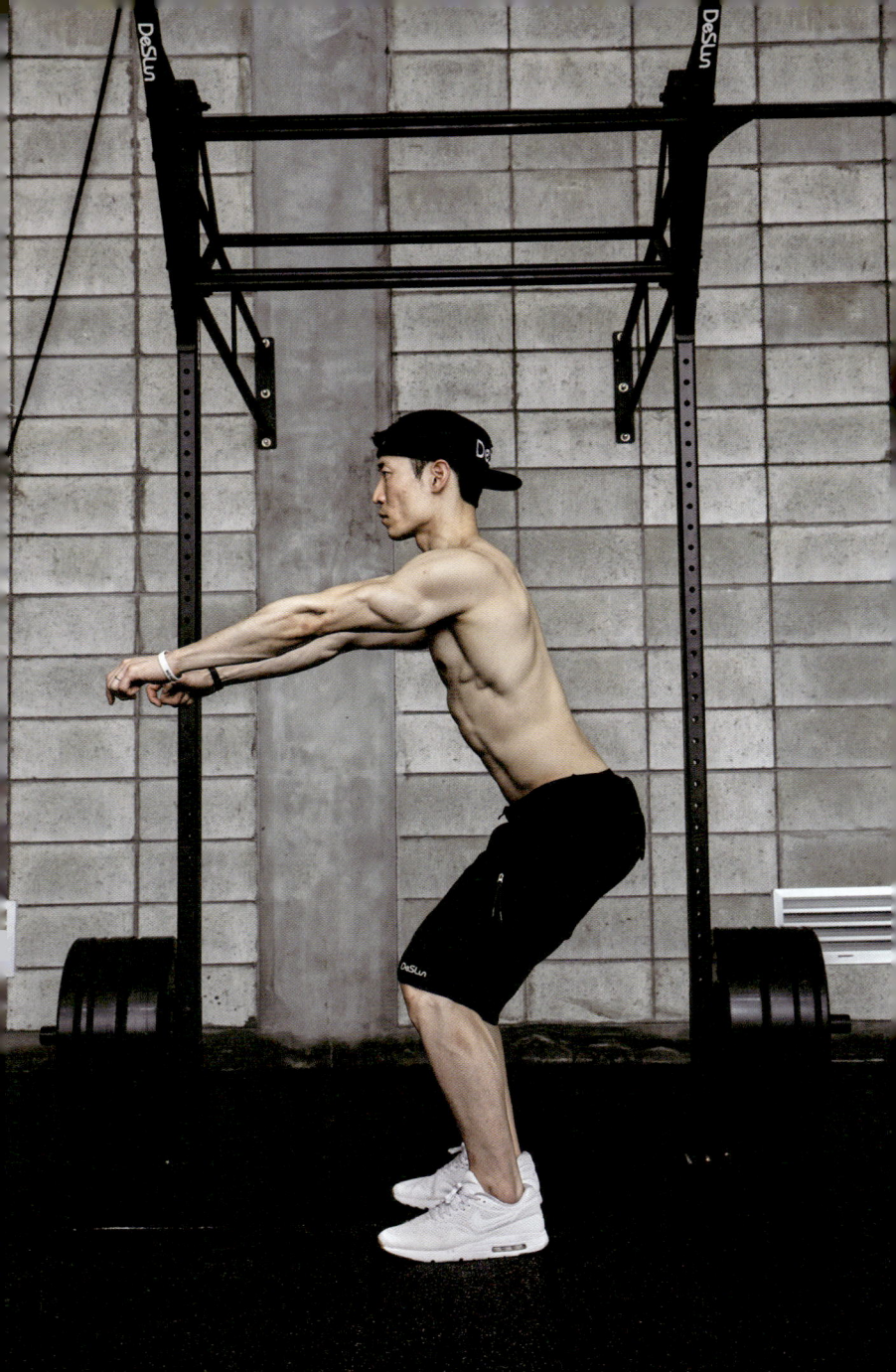

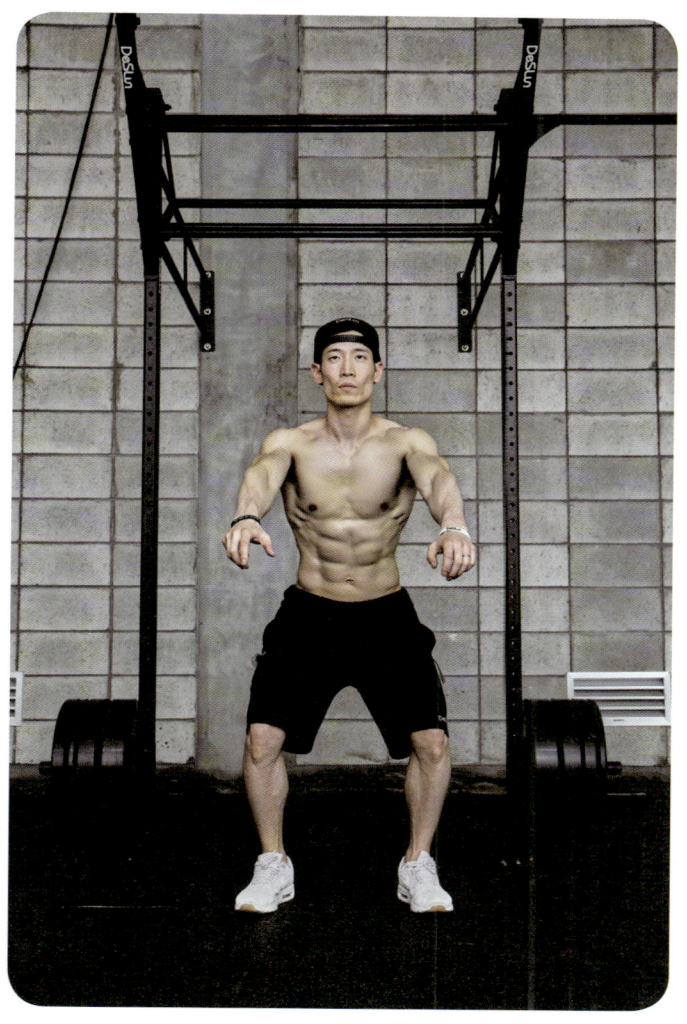

그 상태를 유지한 채, 손을 앞으로 뻗으며 무릎을 구부리고 엉덩이를 뒤로 뺀다.

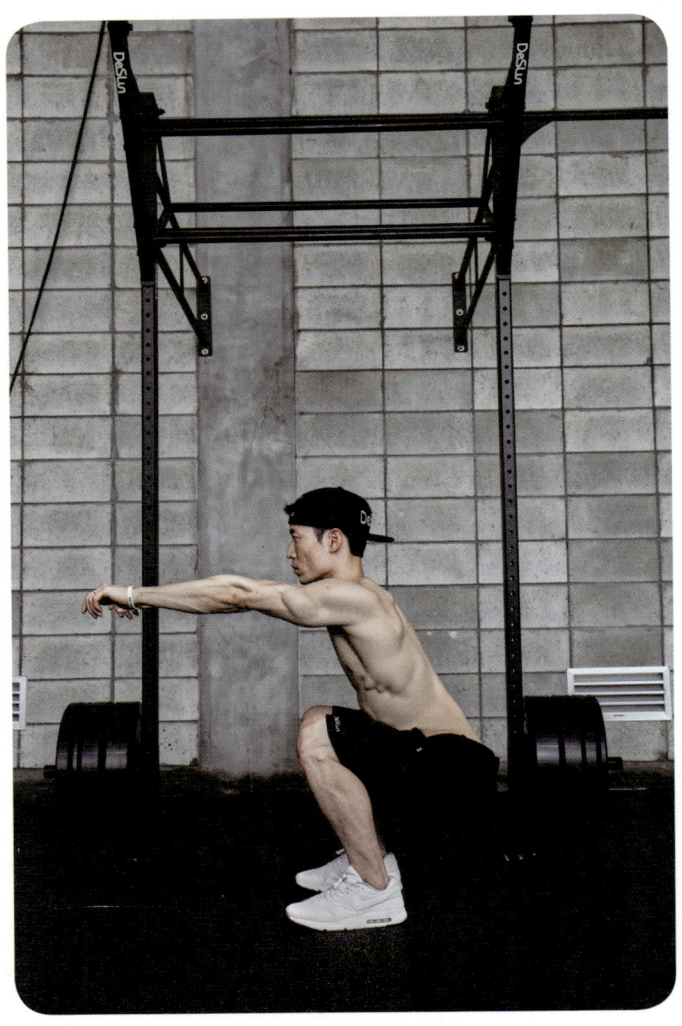

허리가 일자로 유지되도록 신경 쓰면서 손을 곧게 펴고 높이 든다. 그 상태로 허리가 일자로 유지되는 최대한도까지 내려앉는다.

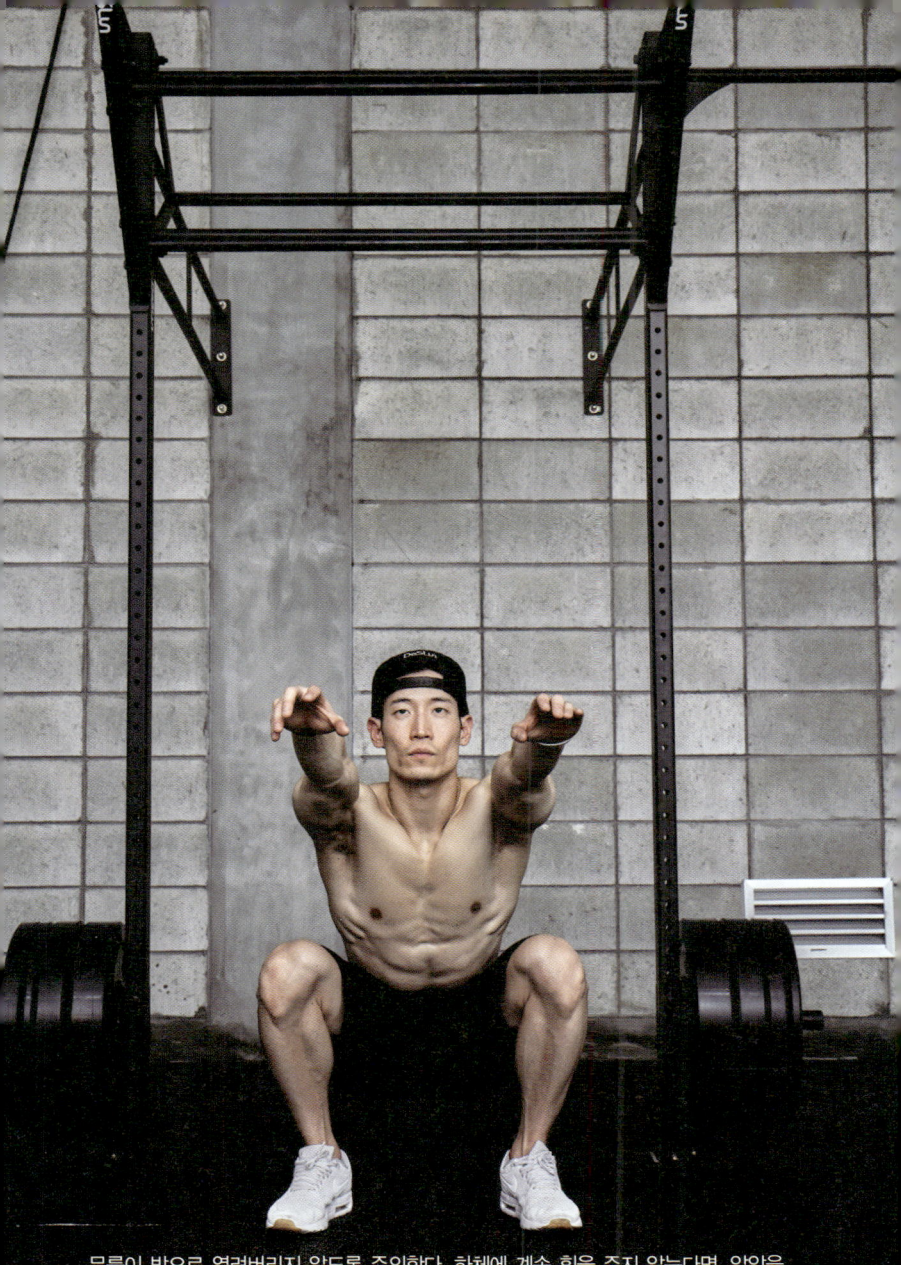

무릎이 밖으로 열려버리지 않도록 주의한다. 하체에 계속 힘을 주지 않는다면, 앉았을 때 양쪽 무릎이 밖으로 퍼져버릴 것이다. 한 번에 100개가 가능해질 때까지 한다.

02 와이드 스쿼트

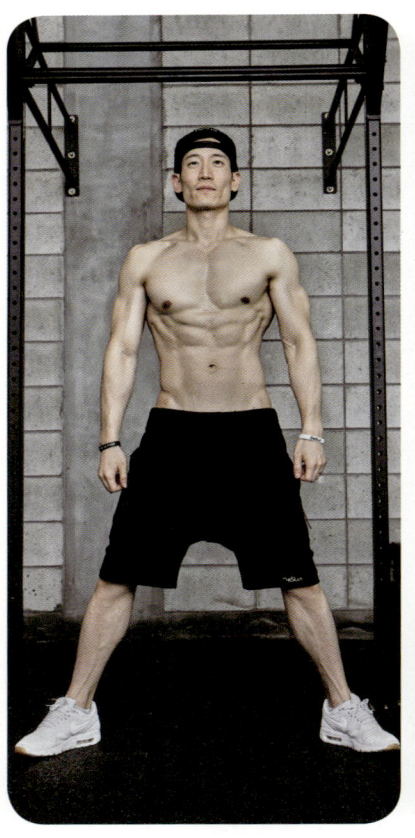
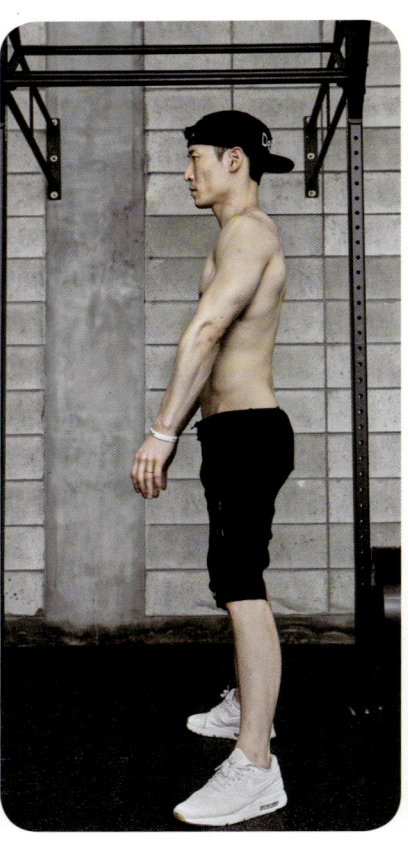

이번에는 다리의 안쪽과 바깥쪽을 자극해보자. 다리 폭은 어깨너비의 2배로 벌리고, 발끝은 측면 45도로 놓는다.

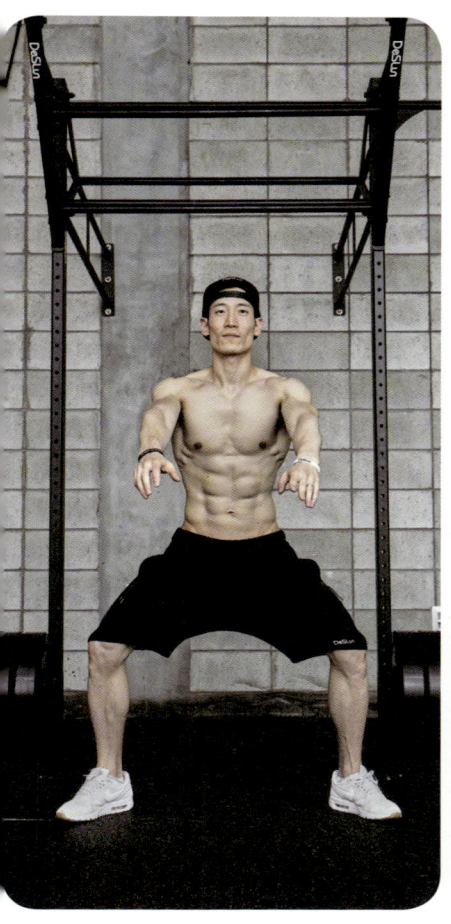 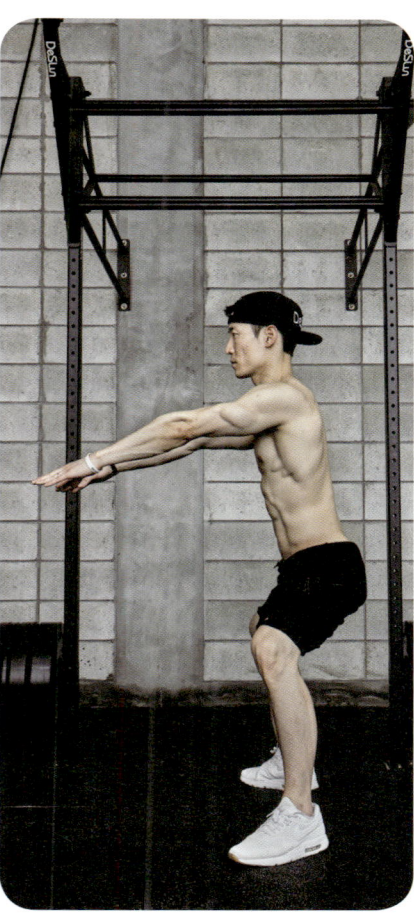

그 상태에서 허리를 곧게 펴고 내려가기 시작한다. 이때도 다리에는 고두 힘이 들어가 있어야 하며, 무릎의 각도는 발끝을 향하게 해서 내려가도록 한다.

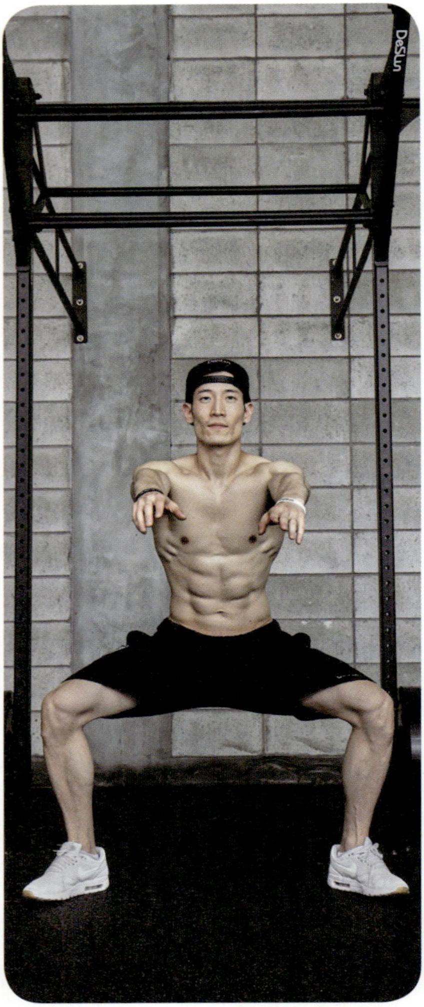

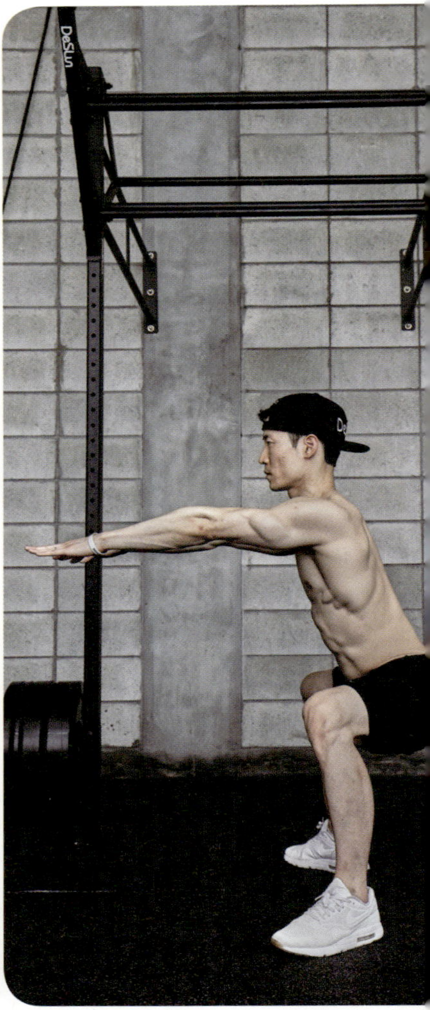

처음 할 때는 아마도 이 자세에서 뭔가 턱 하고 걸리는 느낌이 날 것이다. 아니면 허리가 일자를 유지하지 못하고 풀린 상태라 볼 수 있다. 허리가 일자가 유지되는 선에서 내려갈 수 있는 최대한도까지 늘려가면 된다.

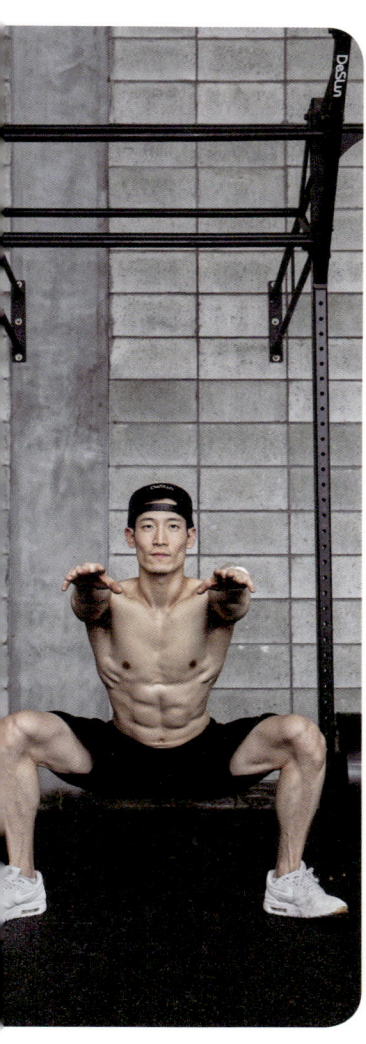

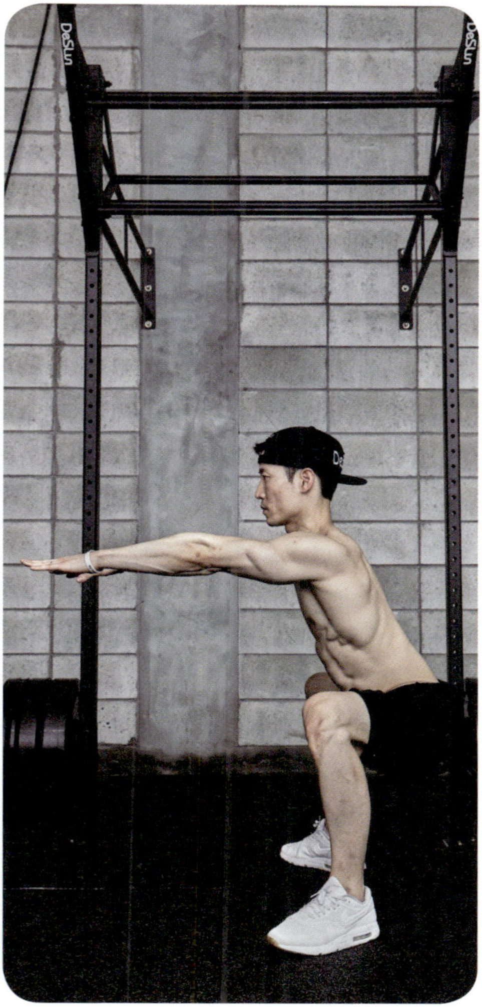

하다 보면 조금씩 힘을 주면서 허리를 편 상태로 내려가는 것이 가능해진다. 이 자세가 되면 다리 바깥쪽과 안쪽에 강한 자극을 느끼게 될 것이다.

03 점프 스쿼트

스쿼트 100개 정도는 웜업으로 무리 없이 할 수 있을 때 또는 짧은 시간 안에 강한 자극을 원할 때, 그럴 때는 이만한 운동이 없다. 점프 스쿼트 또한 100개를 목표로 한다. 물론 100개를 한 번에 하라는 말은 아니다. 잘하는 이들을 기준으로 한 번에 50개씩, 1분 쉬고 한 번 더 해서 100개를 채우면 딱 좋다.

스쿼트의 딱 2배 정도 강도라고 보면 된다. 차이점은 스쿼트를 풀로 내려간 상태와 점프해서 몸을 펴고 공중에 떠 있는 상태, 이렇게 2가지뿐이다. 내려갈 때는 풀로 내려가기 직전에 브레이크를 잡아야 하며, 연속해서 바로바로 떠줘야 한다. 발이 바닥에 닿는 위치에 따라 집중도가 달라진다. 점프할 때는 '뒤꿈치로 점프한다'는 느낌으로 한다. 하다 보면 무슨 말인지 알 것이다. 꾀를 부리다 보면 뒤꿈치가 닿기도 전에 점프 먼저 하는 수도 있다.

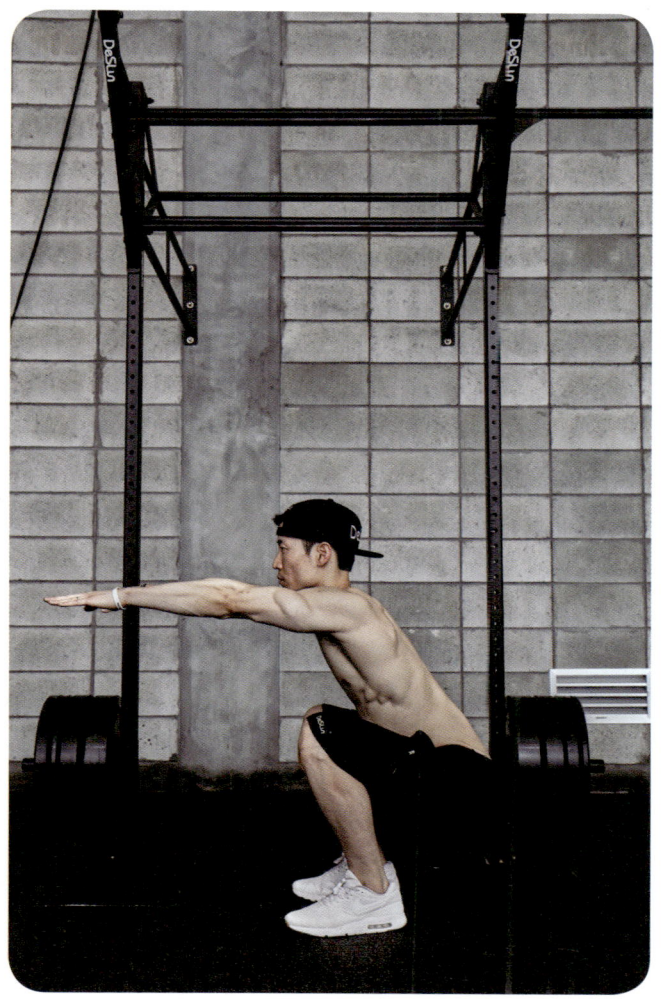

허리를 일자로 유지할 수 있는 최대한도까지 내려가서 발뒤꿈치가 모두 바닥에 닿도록 한다.

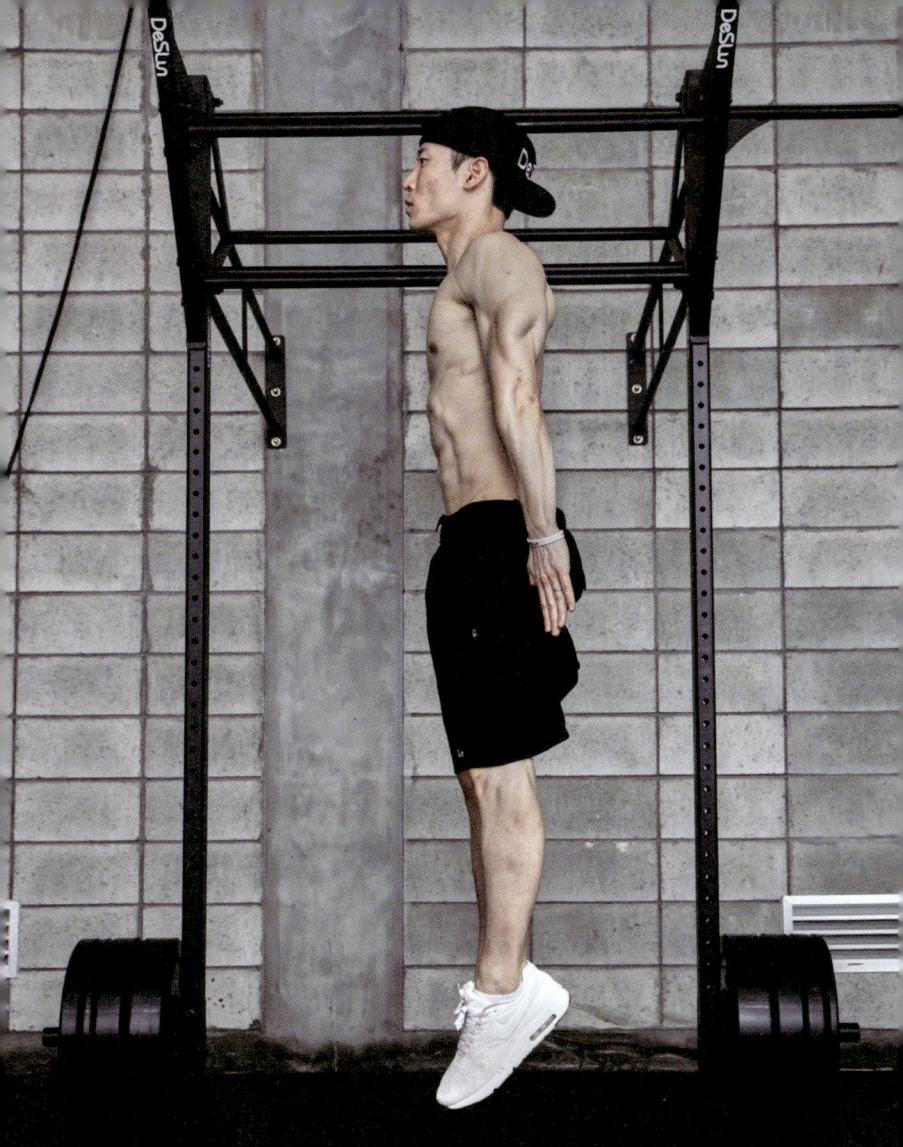

'뒤꿈치로 점프한다'고 생각하고 몸을 곧게 펴 올린다. 올라가 있는 상태에서도 엉덩이와 다리는 꽉 힘을 준 상태를 유지한다. 내려갈 때 충격을 그대로 받는다면 당연히 무릎에 안 좋다. 발가락부터 부드럽게 충격을 흡수해서 대고 앉으며, 뒤꿈치로 중심을 이동하고 바로 다시 출발한다.

하이점프 스쿼트 04

극강의 스쿼트라고 보면 된다. 근력만 된다면 매일 100개를 추천한다. 다이어트는 물론이거니와, 종아리부터 엉덩이를 한 번에 잡을 수 있는 고강도운동이다.

단, 무릎 관절이 좋지 않다면 금지한다. 관절 괜찮고, 맨몸으로 할 수 있는 운동능력을 극대화하고 싶을 때 추천한다. 그럴 때는 하이점프 스쿼트만 한 동작이 없다.

하이점프 스쿼트를 하려면 하체의 탄력과 허리근육과 복근이 모두 필요하다. 제자리에서 뛰어오르는 순간, 다리근육의 파워와 강하게 튕겨서 당겨주는 허리, 그리고 복근의 근력이 모두 필수이다. 그간 해왔던 스쿼트의 결과를 확인할 수 있는 기회도 된다. 이 책에서 소개한 운동을 다 섭렵했다면 언젠가는 할 수 있을 것이다. 정확한 자세로 한 번에 15개 정도면 된다.

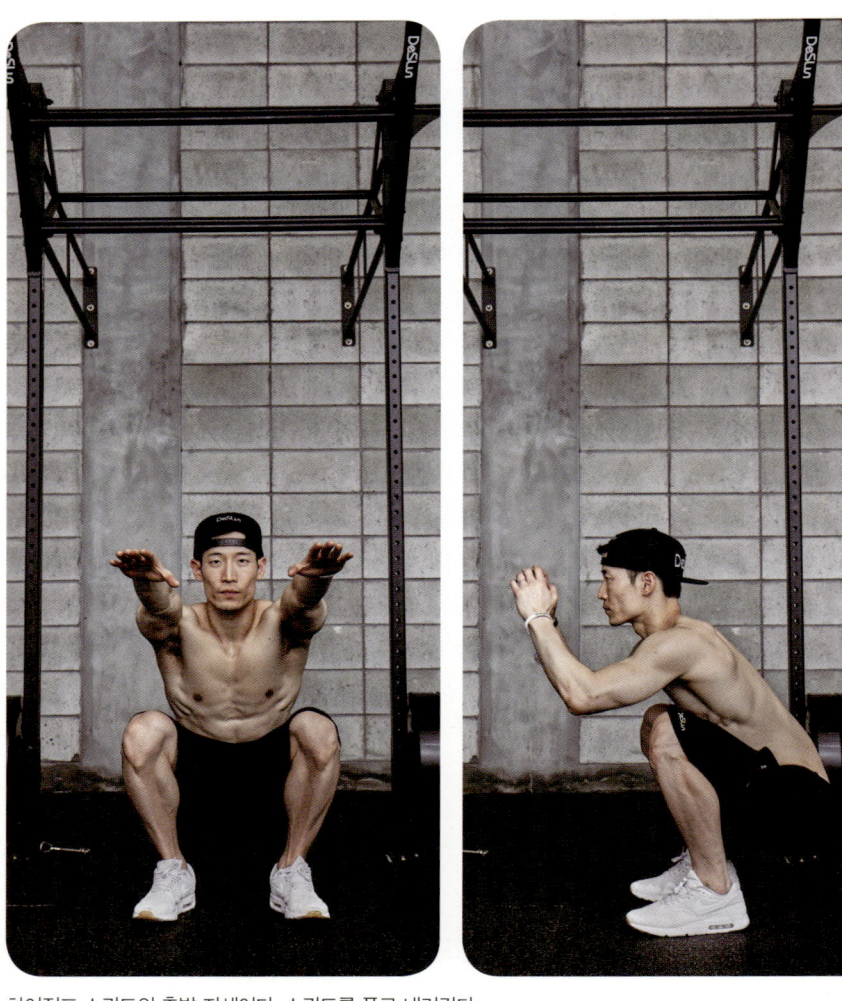

하이점프 스쿼트의 출발 자세이다. 스쿼트를 풀로 내려간다.

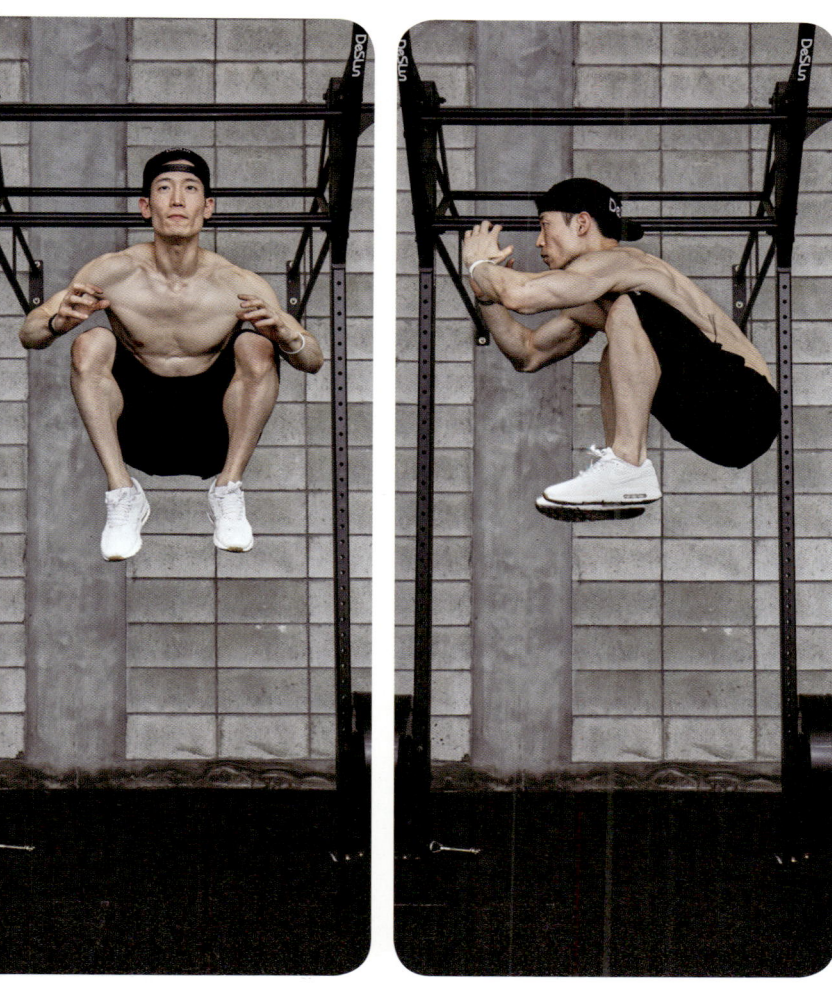

최대한 높이 점프 스쿼트를 하면서 무릎을 당겨 올린다. 이때 무릎은 가슴 높이까지 당겨준다. 내려갈 때는 올라갈 때의 역순이다. 쿵 소리가 나지 않게 발가락부터 뒤꿈치까지 무게를 이동하며 부드럽게 내려가서 출발 자세로 되돌아간다. 곧게 서서 다시 앉는 것이 아니다. 출발 자세로 바로 돌아가며 마지막 5센티미터 정도에서 브레이크를 잡아야 한다.

05 백익스텐션

백익스텐션은 몸 뒤쪽의 모든 근육을 자극해주는 운동이다. 그러나 동작을 취하면서 어떻게 힘을 주냐에 따라 엉덩이와 다리 뒤쪽 근육을 집중적으로 자극할 수도 있다. '뒤쪽을 보강한다'고 생각하며 1분 버티기를 목표로 삼자. 몇 초씩 버티고 쉬면서 운동하는 것보다는 부들부들 떨더라도 한 번에 1분간 하는 편이 훨씬 효과적이다.

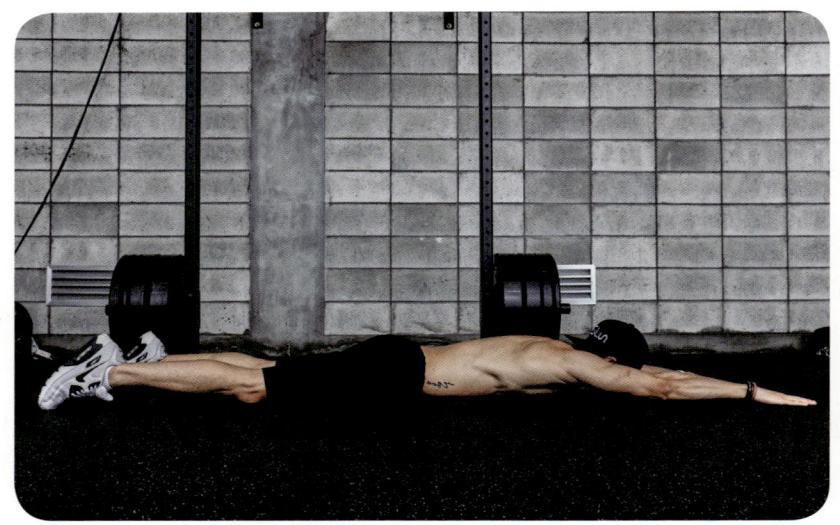

엎드린 자세로 팔다리를 최대한 뻗어서 곧게 편다.

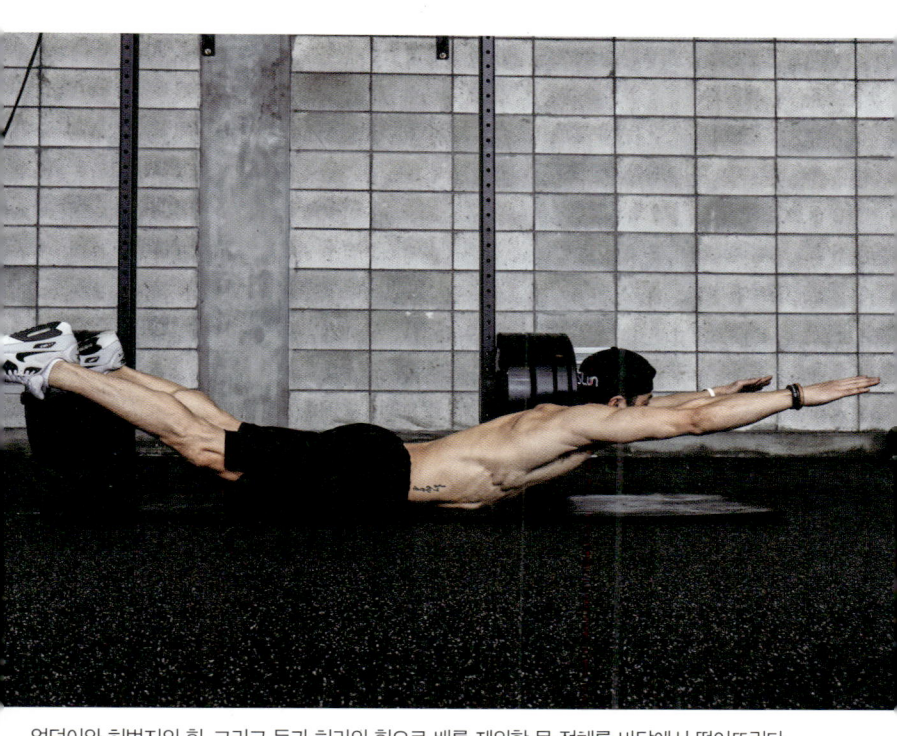

엉덩이와 허벅지의 힘, 그리고 등과 허리의 힘으로 배를 제외한 몸 전체를 바닥에서 떨어뜨린다.

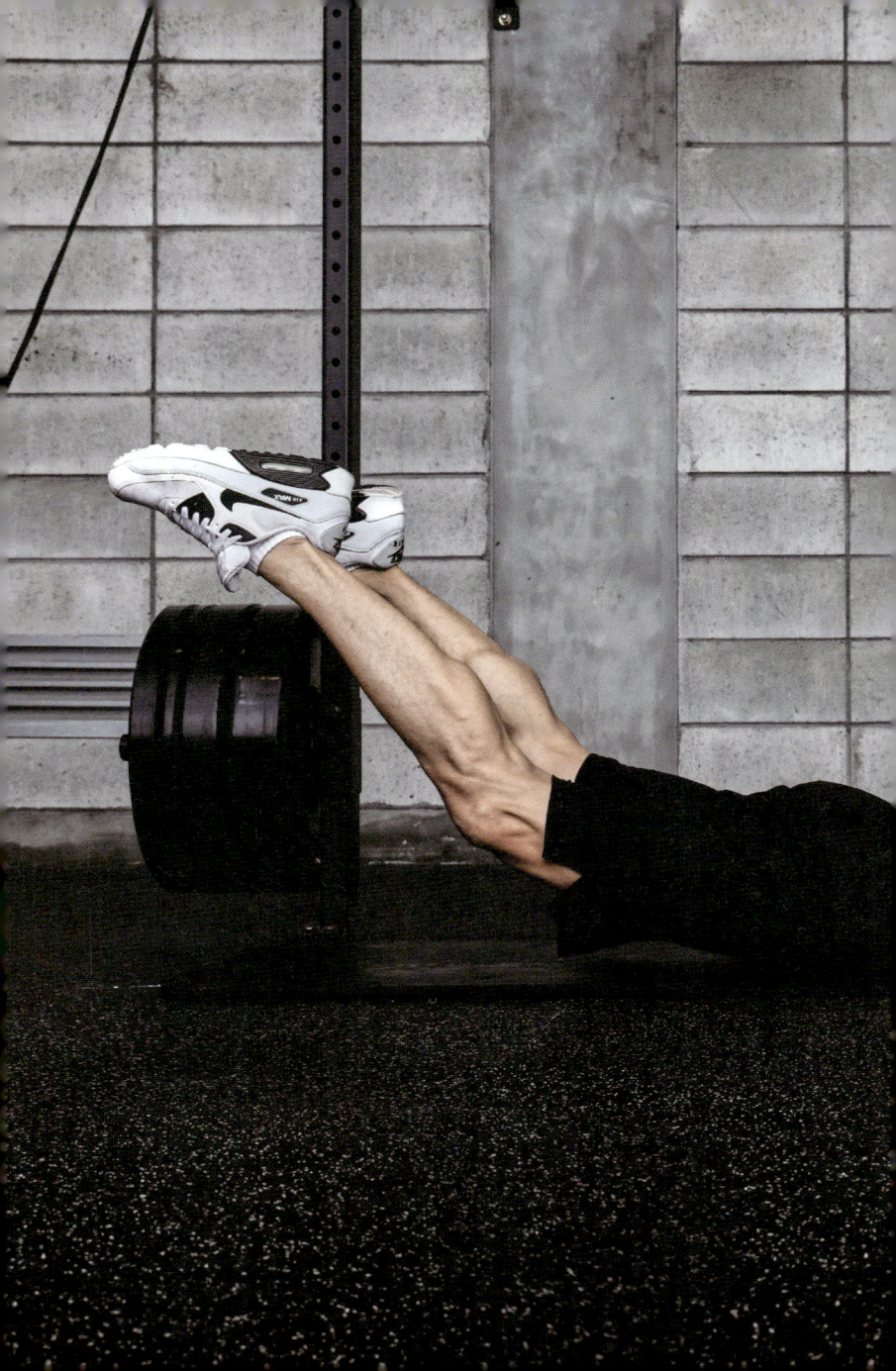

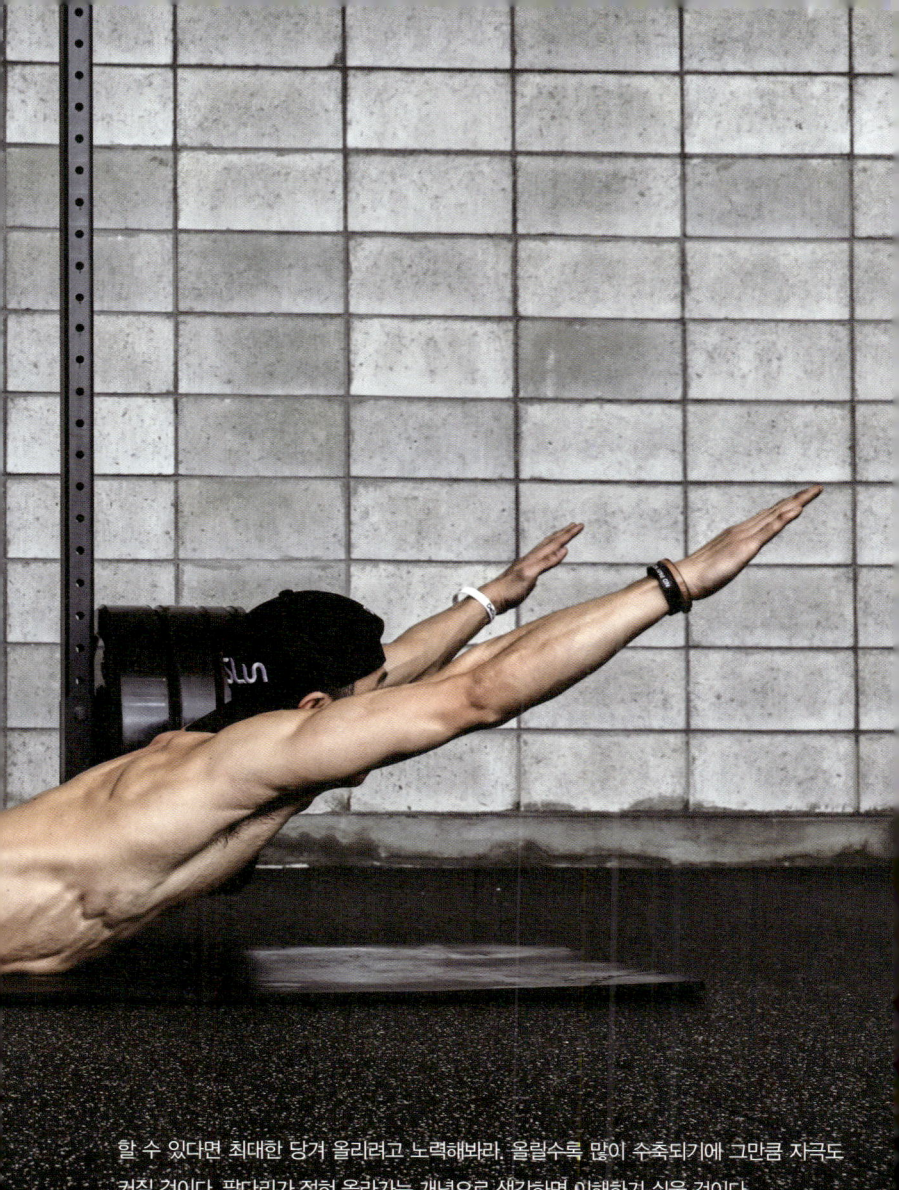

할 수 있다면 최대한 당겨 올리려고 노력해봐라. 올릴수록 많이 수축되기에 그만큼 자극도 커질 것이다. 팔다리가 접혀 올라가는 개념으로 생각하면 이해하기 쉬울 것이다.

06 밴드 데드리프트

데드리프트는 웨이트트레이닝에서 가장 많이 접하는 3대 운동 중 하나이다. 원래는 '죽은 것을 당겨 올린다'는 뜻이며, 바닥에 붙어 있는 덤벨이나 바벨을 당기는 운동이다.

과부하를 걸면 걸수록 근육이 비대해지는 것이 중량운동의 원리인데, 여기서는 엉덩이를 올려주는 데드리프트, 다리 뒤쪽이 두꺼워지는 것이 아니라 쫙쫙 갈라지는 질 좋은 근육을 만드는 데드리프트를 할 것이다. 밴드의 부하 정도면 충분하다. 물론 올바른 자세로 한다면 말이다.

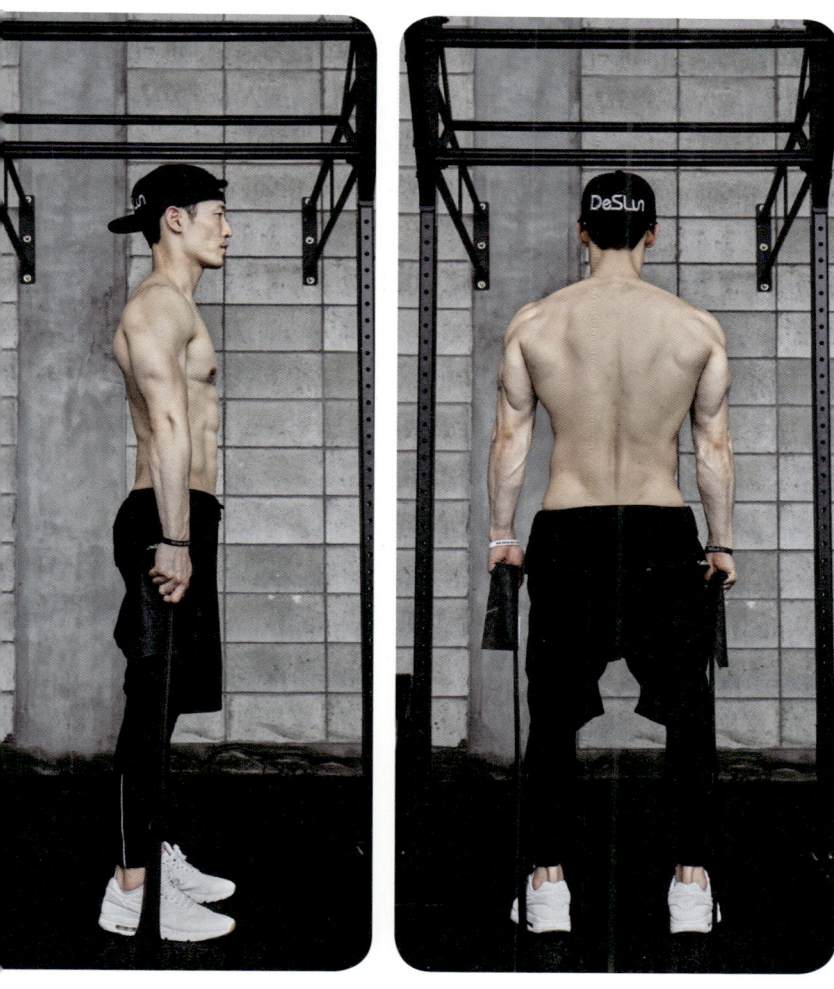

양발로 밴드를 밟고 선다. 이때 밴드 양쪽의 탄성을 잘 조절해야 하는데, 그 탄성은 상체를 숙여 내려갔을 때도 충분히 힘들 정도여야 한다.

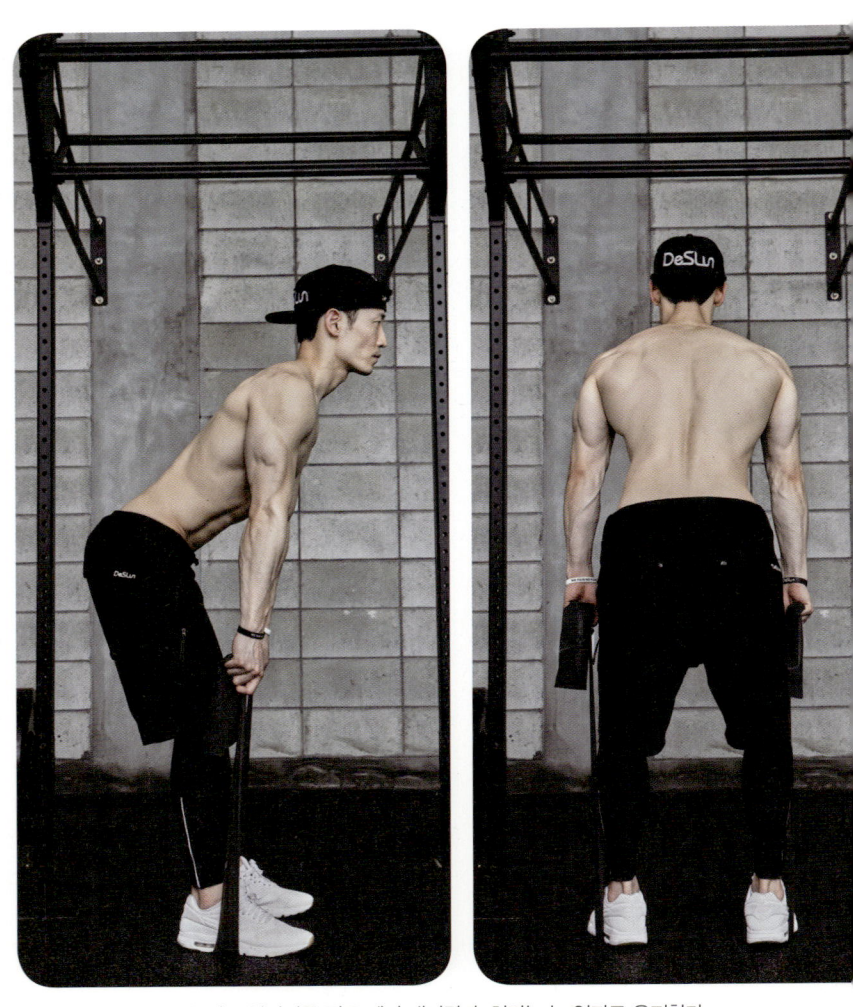

무릎을 최소한으로 구부리고 엉덩이를 뒤로 빼며 내려간다. 허리는 늘 일자로 유지한다.

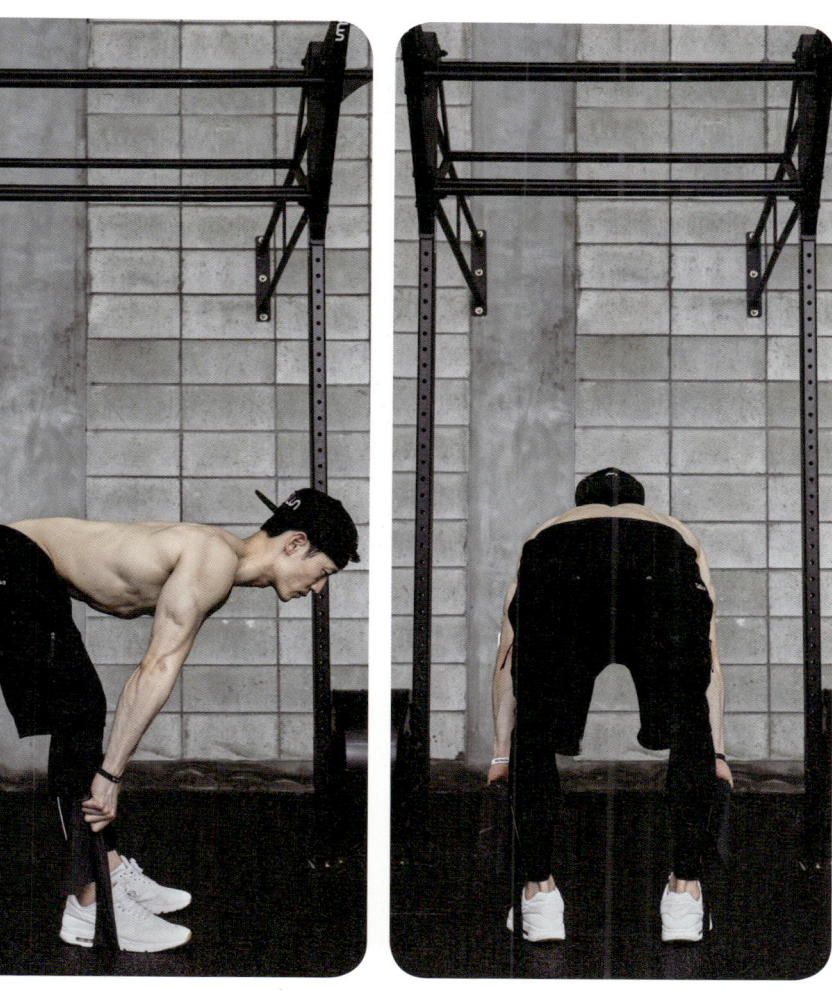

다리 뒤쪽이 찢어지는 듯한 느낌을 받을 때까지 천천히 내려간다. 발 전체에 중심이 실려야 하며, 무릎이 바깥쪽으로 벌어져서도 안 된다. 당겨 올릴 때는 엉덩이에 힘을 더 주며 당긴다. 올라가 있을 때도 엉덩이와 허벅지에 힘이 빠져서는 안 된다.

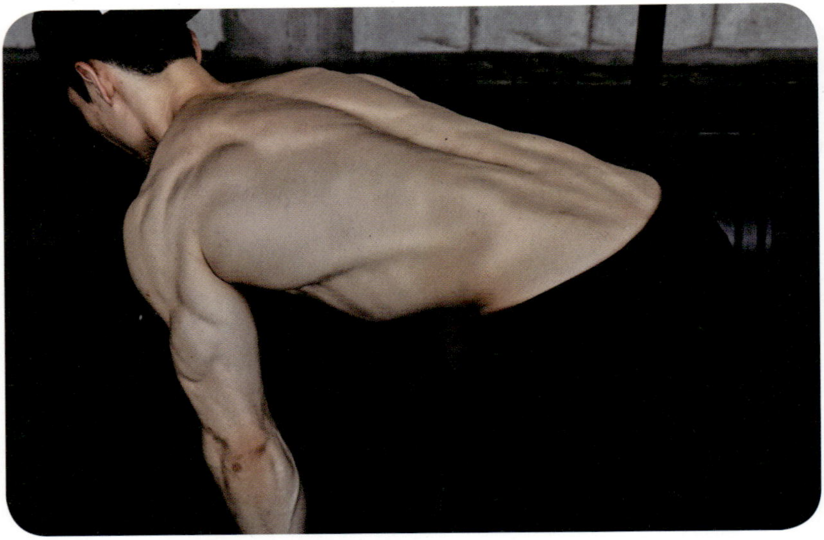

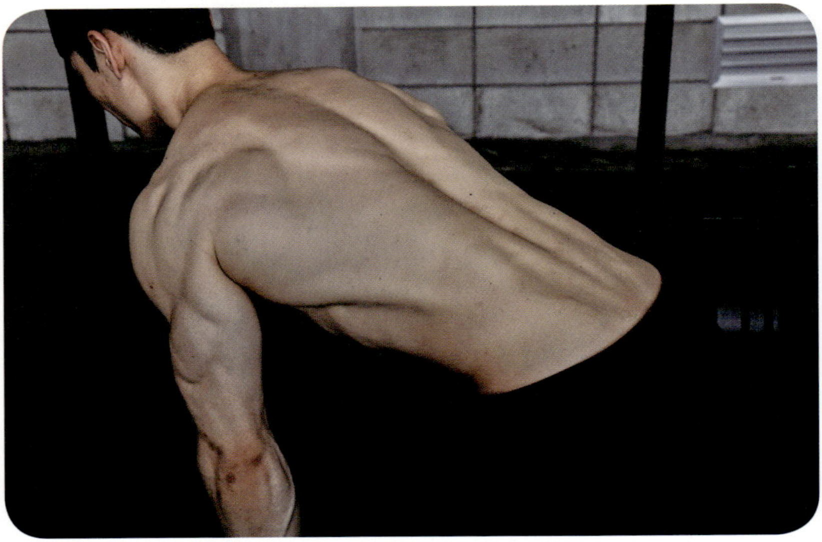

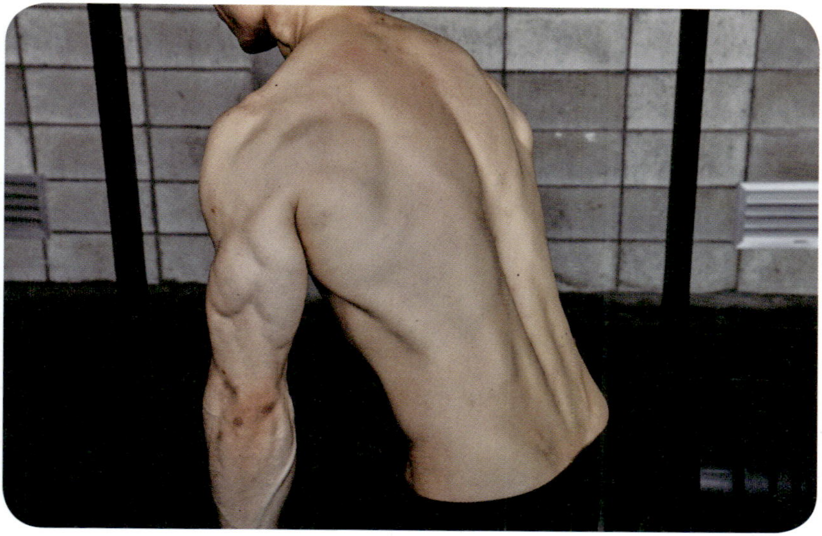

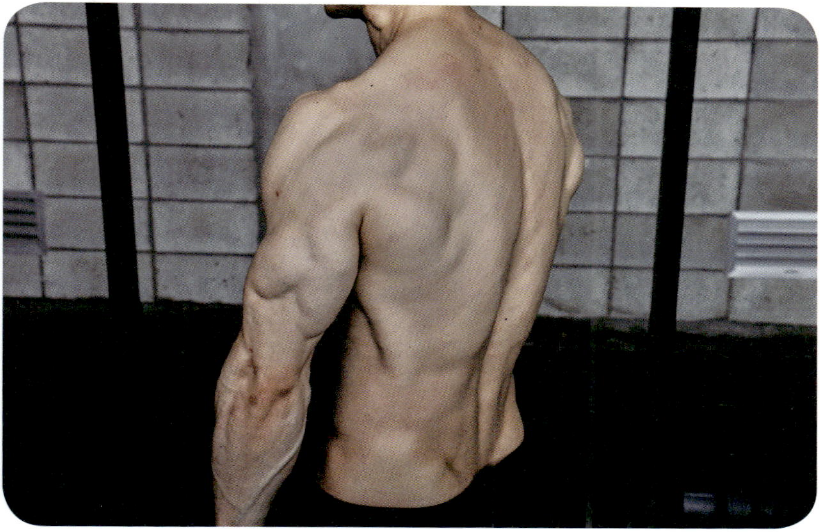

137

07 런지

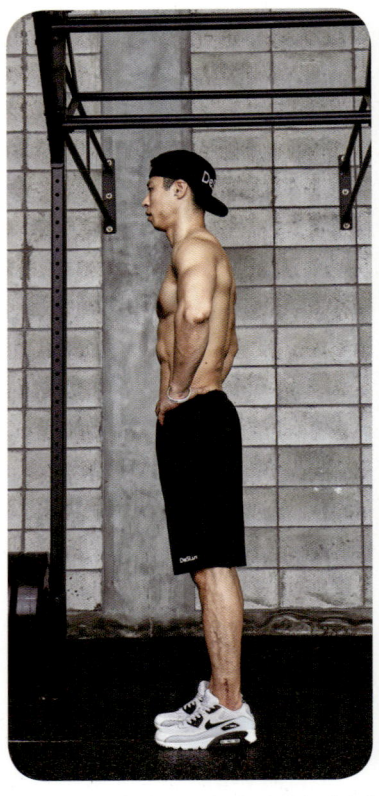
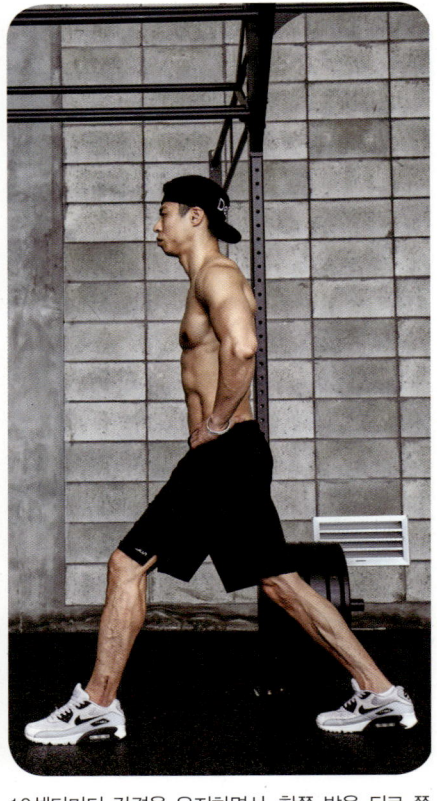

허리에 손을 올리고 발과 발 사이의 간격이 10센티미터 정도 되도록 선다.

10센티미터 간격을 유지하면서, 한쪽 발을 뒤로 쭉 뺀다.

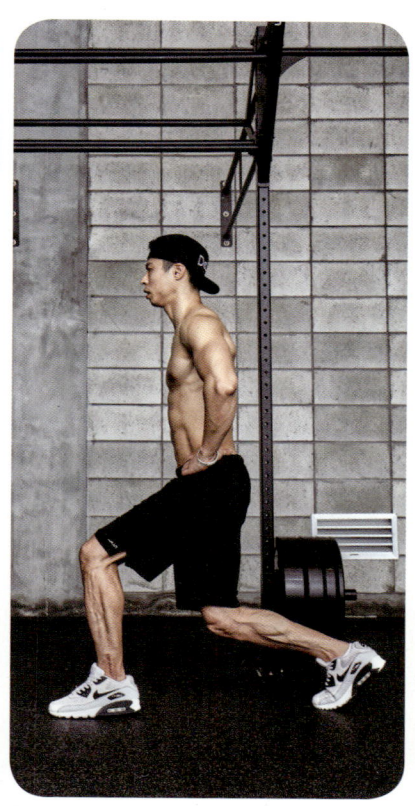 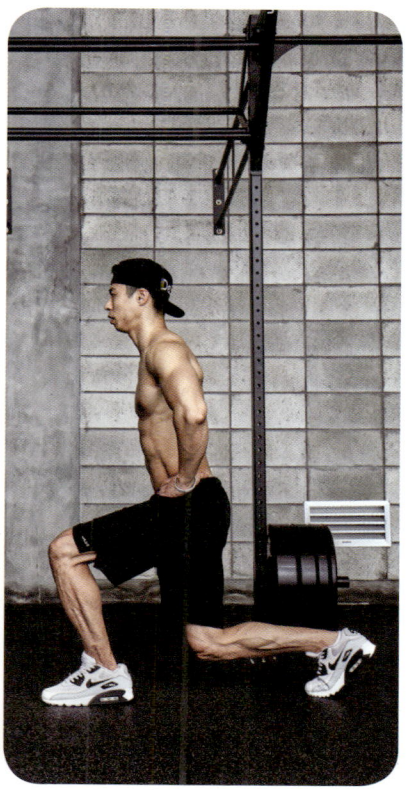

중심과 힘을 앞쪽 다리에 집중하면서 내려간다.

앞발 뒤꿈치는 반드시 바닥에 꼭 닿아 있는 상태를 유지해야 한다. 신경 쓰지 않고 동작하다가 뒤꿈치가 바닥에서 뜨면 무릎 위쪽만 자극될 뿐, 먹이고자 하는 허벅지와 엉덩이는 전혀 먹지 않게 되어버린다. 발 전체에 중심을 실어주는 것이 맞지만, 굳이 콕 찍어 말하자면 발뒤꿈치라고 할 수 있다. 밀어 올린다는 느낌으로 한다.

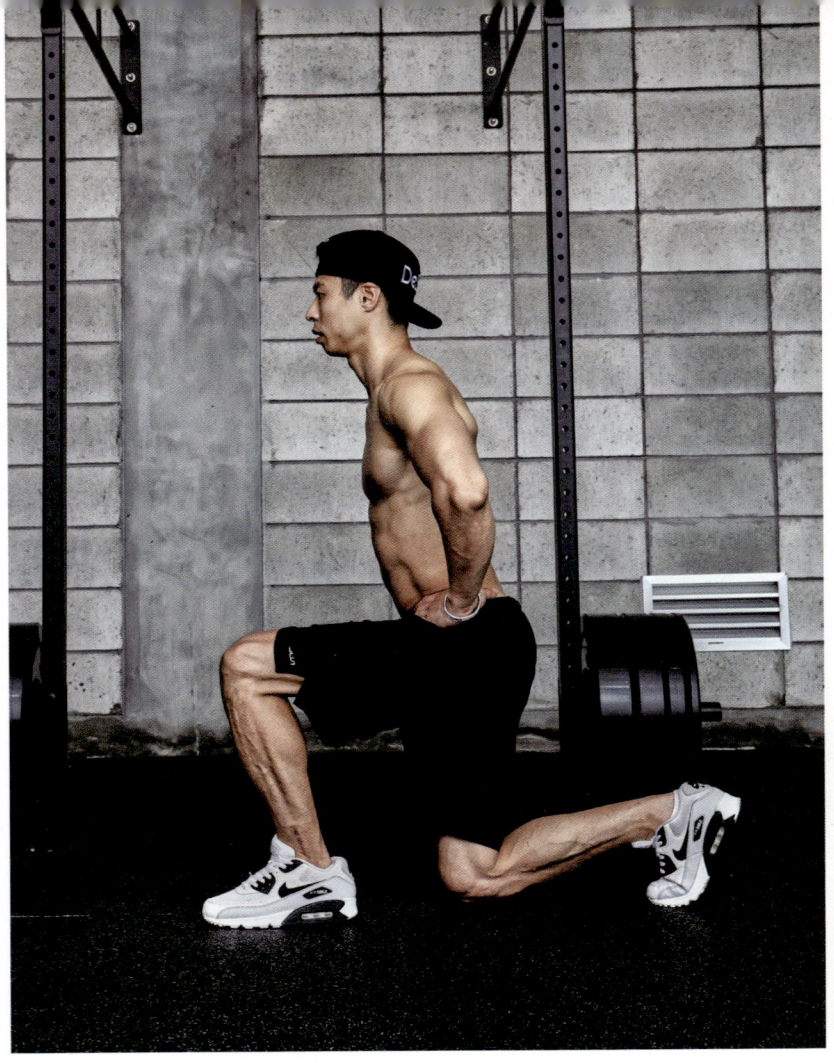

뒷무릎이 바닥에 닿기 5센티미터 전에 앞쪽 허벅지에 더 집중되었는지, 또 뒷무릎에 더 힘이 들어가 있는 건 아닌지 확인해본다. 상체 중심이 뒤에 있으면 당연히 뒤쪽으로 힘이 들어가므로, 상체를 살짝 앞으로 기울인다고 생각하면 된다. 앞무릎이 너무 앞으로 나가지 않도록 앞쪽 허벅지에 집중되는 정확한 위치를 찾고, 뒷무릎에 힘이 빠지는 위치가 어딘지 앞으로 뒤로 왔다 갔다 하고 발도 옮겨가며 찾아본다. 그러다 보면 어느새 자연스레 찾아낼 것이다.

박스런지 08

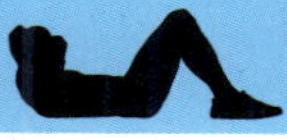

런지 자세가 너무나도 힘들다면?
도저히 자세도 모르겠고 집중도 안 된다면?

그럴 때는 그냥 의자를 밟고 올라가라. 의자보다 조금 높은 박스가 있다면 더욱 좋다. 높으면 높을수록 더 많은 힘과 근육을 쓰게 된다. 감당할 수만 있다면 높게 하는 것을 추천한다.

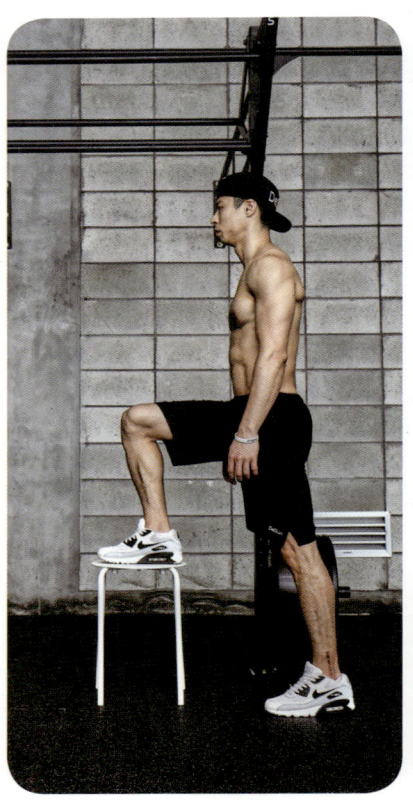 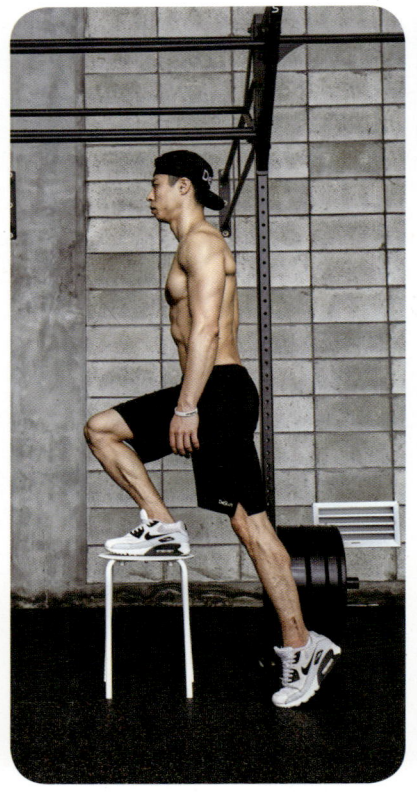

다리를 올렸을 때 무릎 각도가 적어도 90도는 될 수 있을 높이의 물체를 찾자. 그리고 한쪽 발을 올리고 올린 쪽 무릎이 90도가 될 수 있도록 선다. 당연히 뒷발은 한참 뒤에 위치하게 된다.

반동으로 한 번에 튀어 올라가는 것이 아니라, 조금씩 천천히 앞쪽 다리의 힘으로 올라선다.

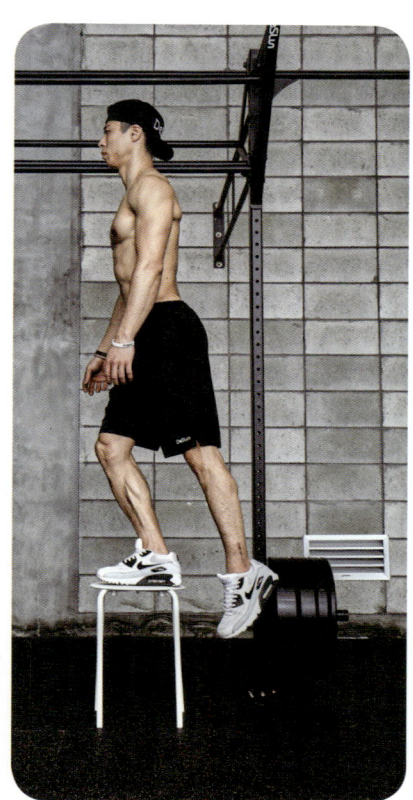 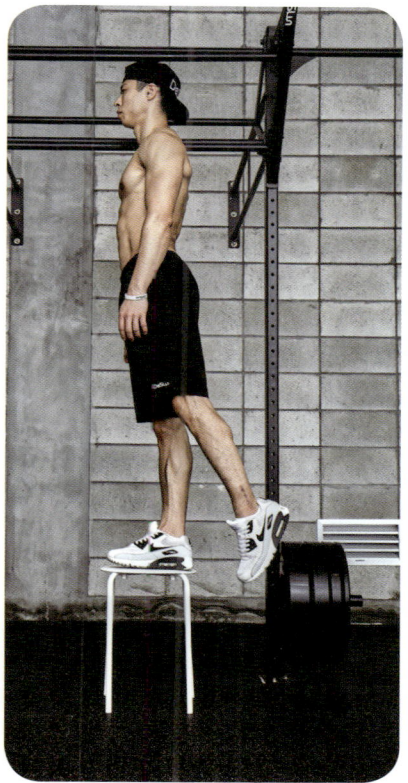

뒷발은 곧게 편 상태로 고정해준다. 그래야 동작을 할 때 더 집중하기 좋다. 구부리면 아무래도 반동을 사용하게 되기 때문이다.

의자에 올라서서 중심을 잃지 않도록 노력하는 것 자체도 허벅지와 엉덩이에 힘이 많이 들어간다. 모든 동작은 흔들림이 없도록 천천히 해야 한다. 내려갈 때도 뒷발을 턱 하고 내려놓는 것이 아니라, 천천히 앞쪽 허벅지의 힘으로 버티며 뒷발을 슬며시 내려놓도록 한다. 아주 천천히 30개를 반복할 수 있으면 된다.

09 점핑런지

런지 자세에서 조금 더 강한 자극을 주기 위해 점프를 하며 발을 바꾸어주는 동작이다. 점프해서 발을 바꾸어줄 때는 발이 닿는 위치가 일정할 수 있도록 런지 동작을 충분히 몸에 익히고 해야 한다.

단순한 점프가 아니라, 발을 교차하며 해야 되는 운동이기에 생각하는 것보다 더 높이 점프해야만 정확한 동작이 가능해진다. 한 번 시도는 해보되, 혹시라도 동작이 불안하다면 그냥 런지만 해도 된다.

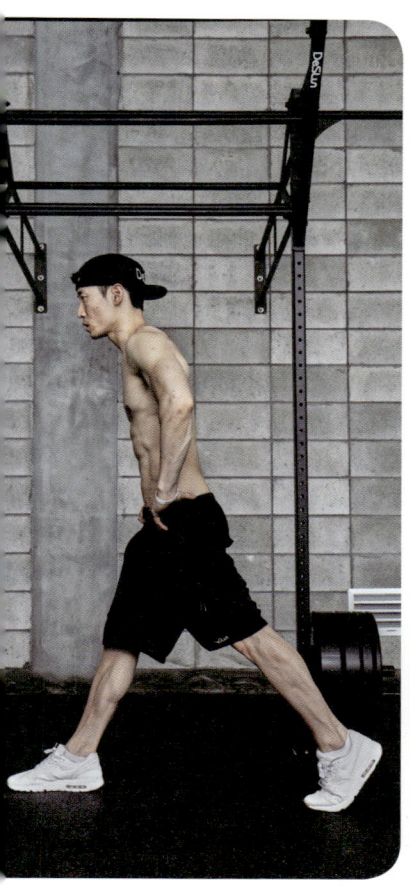 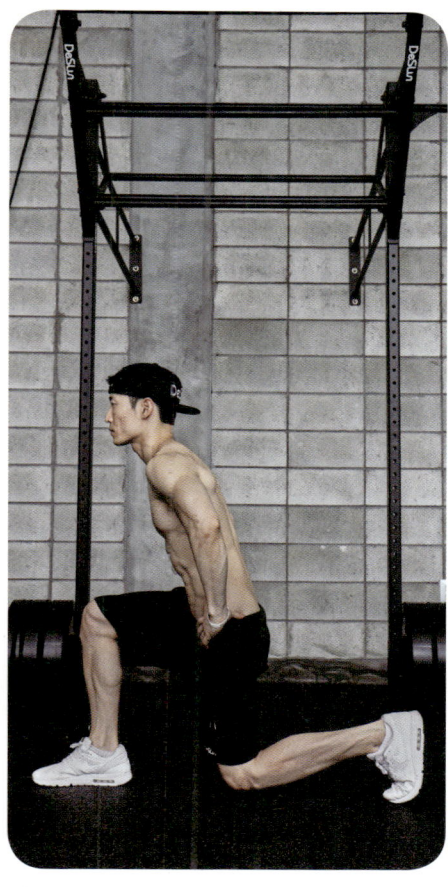

런지 준비자세를 취한다. 　　　　　내려가는 동작까지는 런지와 같다.

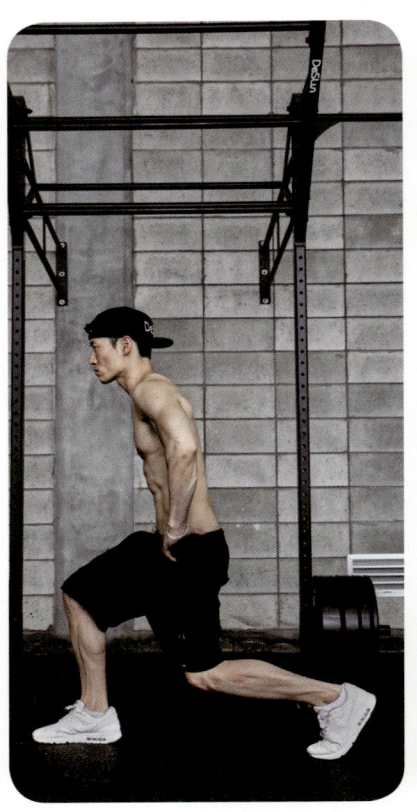 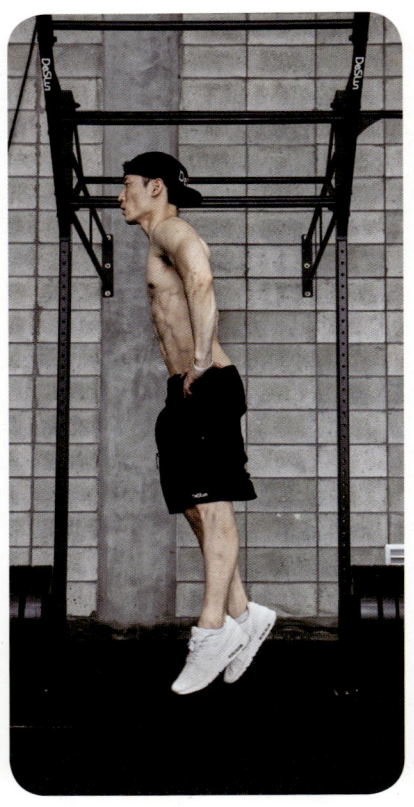

힘차게 도약해서 올라간다. 점프가 낮으면 발을 교차하다 말고 떨어져버린다.

높게 뛰어 발을 교차할 때는 뒤에 있던 발을 앞으로, 앞에 있던 발을 뒤로 바꿔줘야 한다.

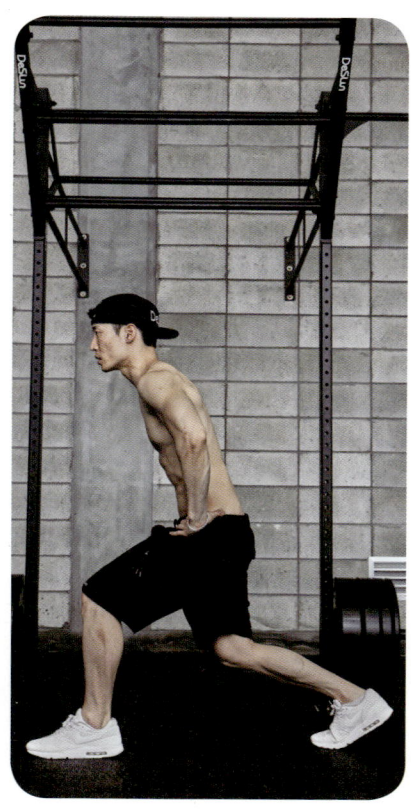 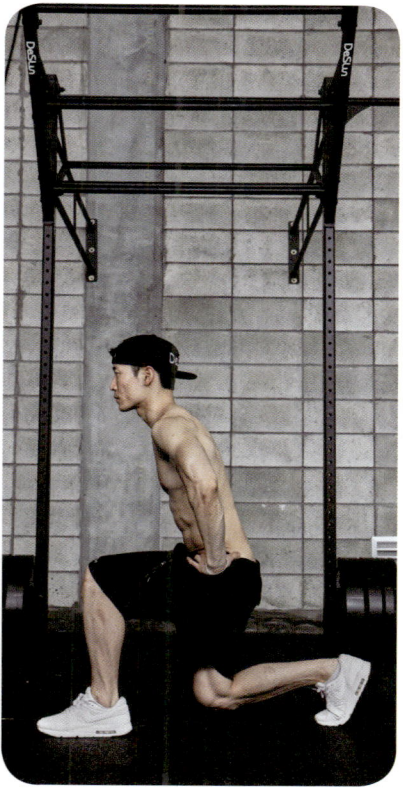

양발을 반대로 바꾸고, 착지하자마자 바로 런지 내려간 자세로 이어간다.

무릎이 바닥으로 떨어지기 직전에 힘을 주고 브레이크를 잡는다-. 바로 이어서 미는 힘으로 바꾸며 다시 뛰어오른다.

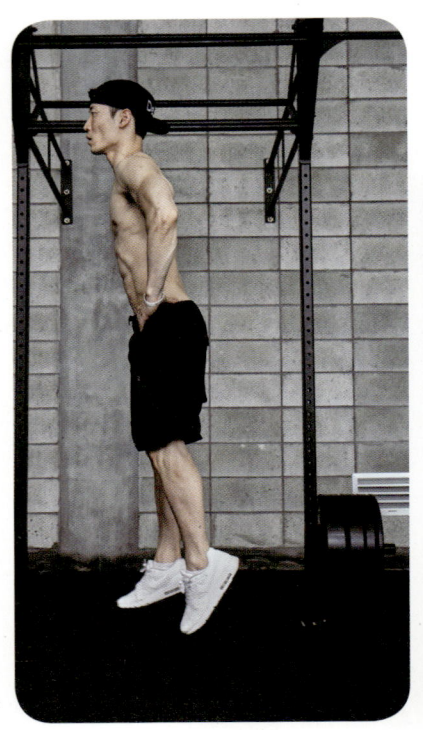
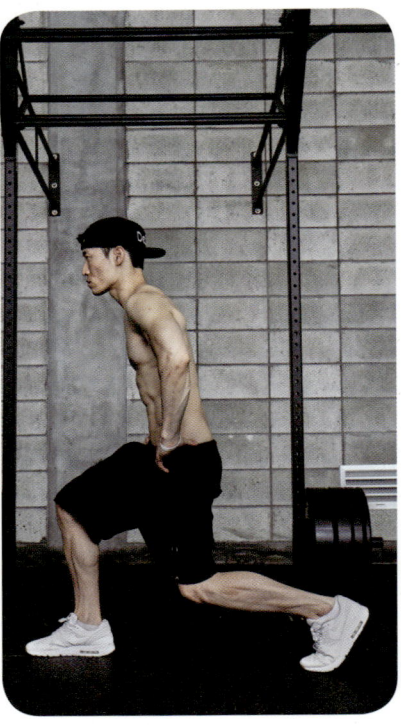

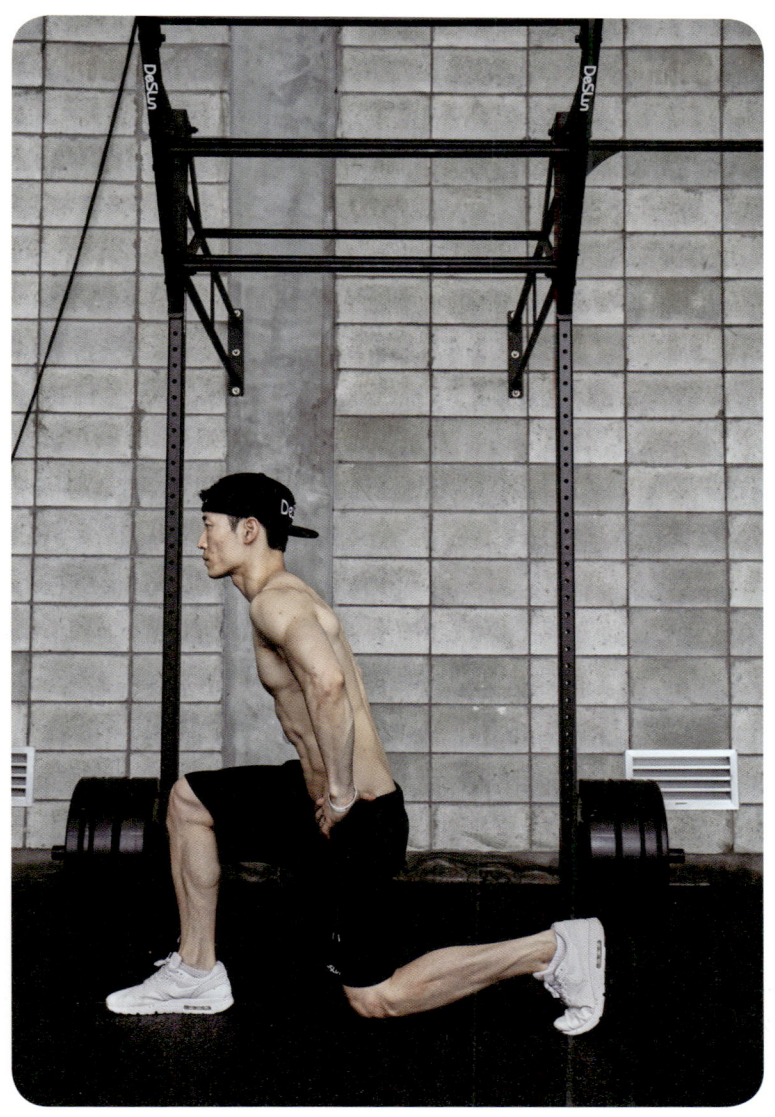

10 피스톨 스쿼트

쉽게 말하자면 한쪽 발 스쿼트이다. 맨몸운동으로 바닥에 발을 붙이고 하는 동작 중에서 가장 힘들고 가장 자극이 센 운동일 것이다. 앞서 소개한 하체운동을 장기간 차근차근히 해왔다면 '이게 힘든 거야?' 하면서 쑥 빼버릴 수도 있다. 내가 과거에 그랬다. 열심히 하다 보니 이건 그냥 되더라. 그래서 안 했다. 하지만 여러 개를 해보면 느끼게 된다. 힘든 거 맞다. 정확한 자세로 한쪽당 10개 정도면 충분히 자극되는 듯하다.

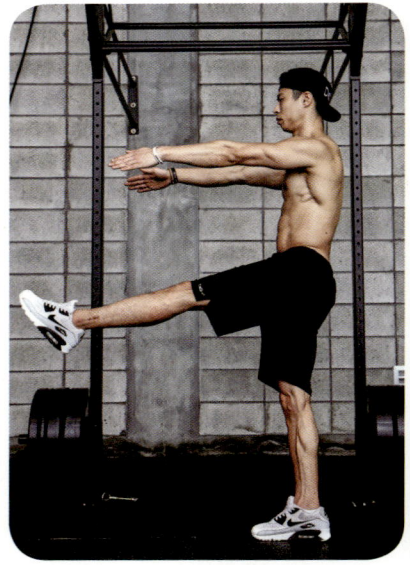

한쪽 다리를 곧게 뻗어 들고, 양손으로 균형을 잡고 선다.

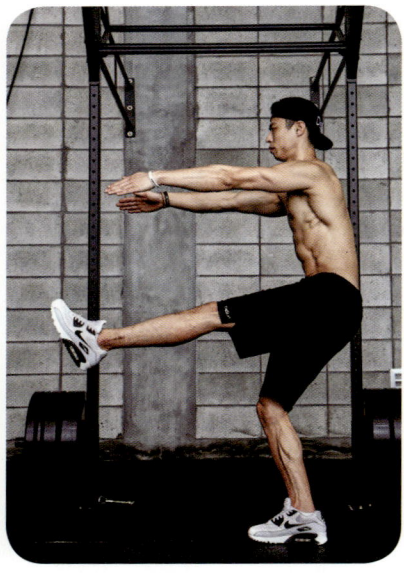

중심을 유지하며 내려가기 시작한다.

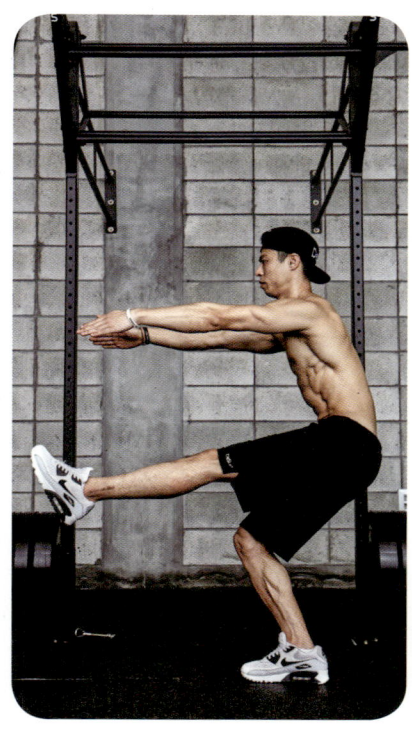 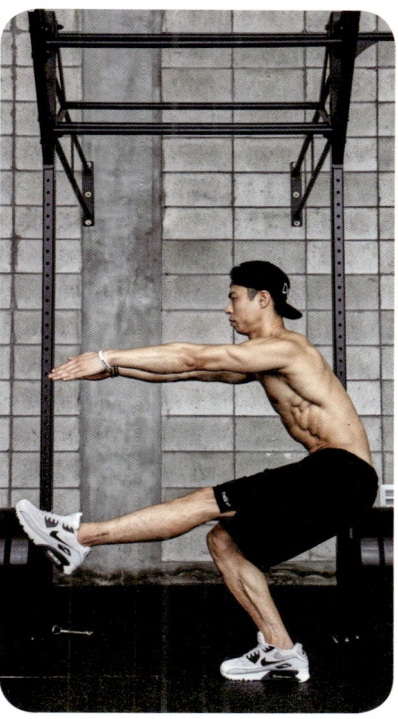

스쿼트를 한다기보다는 '한쪽 발로 버티며 끝까지 내려서 앉는다'고 생각하며 동작한다.

버텨진다면 계속 내려가본다. 생략하고 떨어져버리는 일은 없어야 한다. 모든 동작을 다 버틴다.

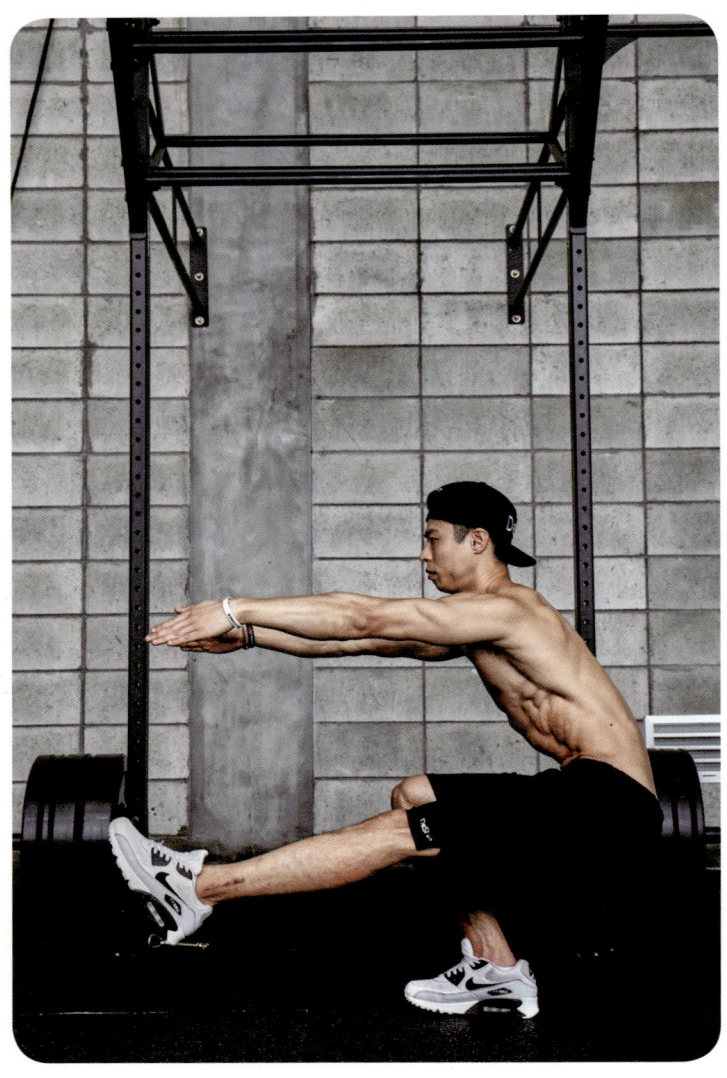

다리를 곧게 펴고 엉덩이가 바닥에 닿기 직전까지 내려간다. 이 동작을 하려면 당연히 허리가 말릴 수밖에 없다. 따라서 허리는 신경 쓰지 않아도 괜찮다.

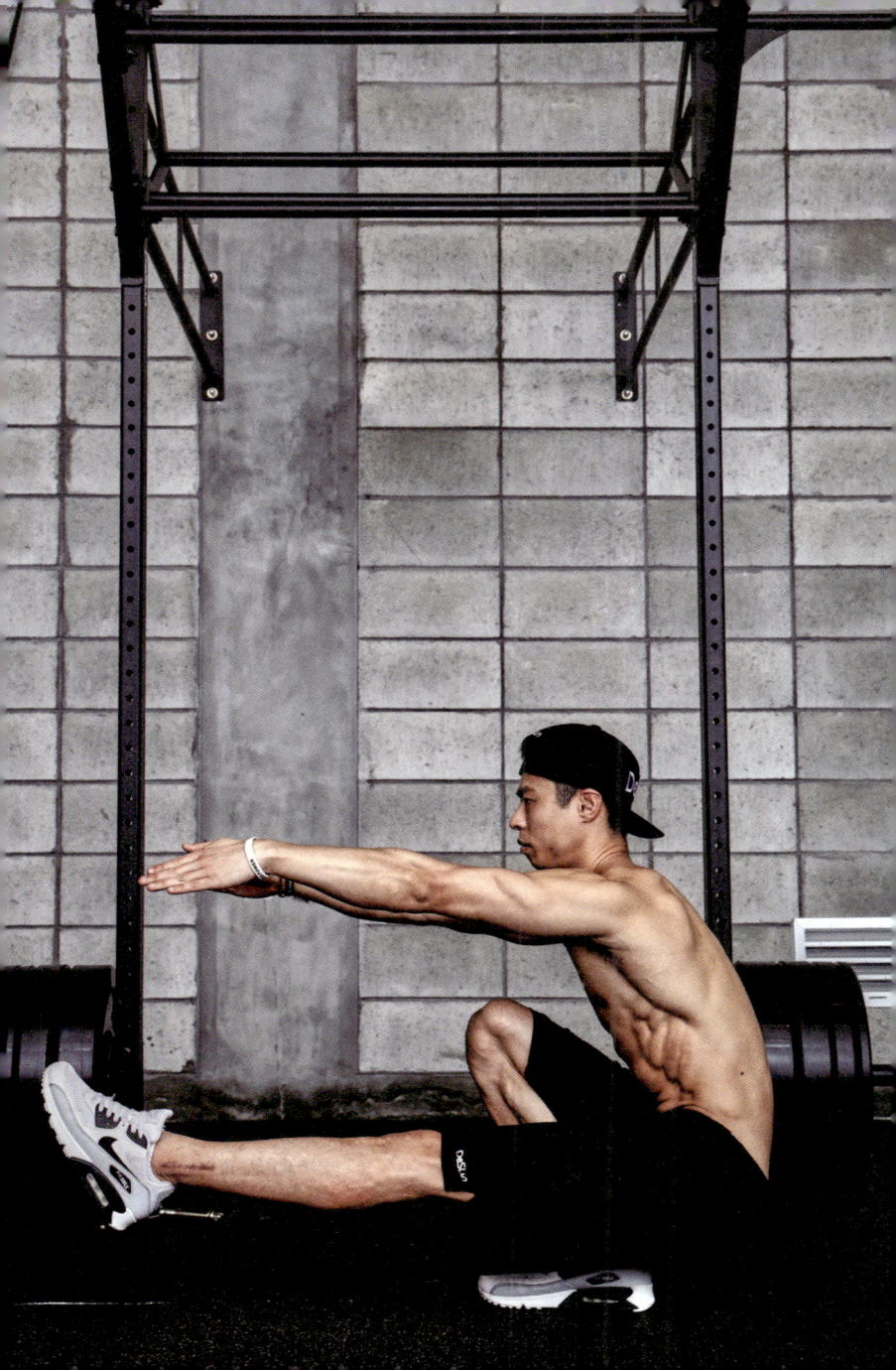

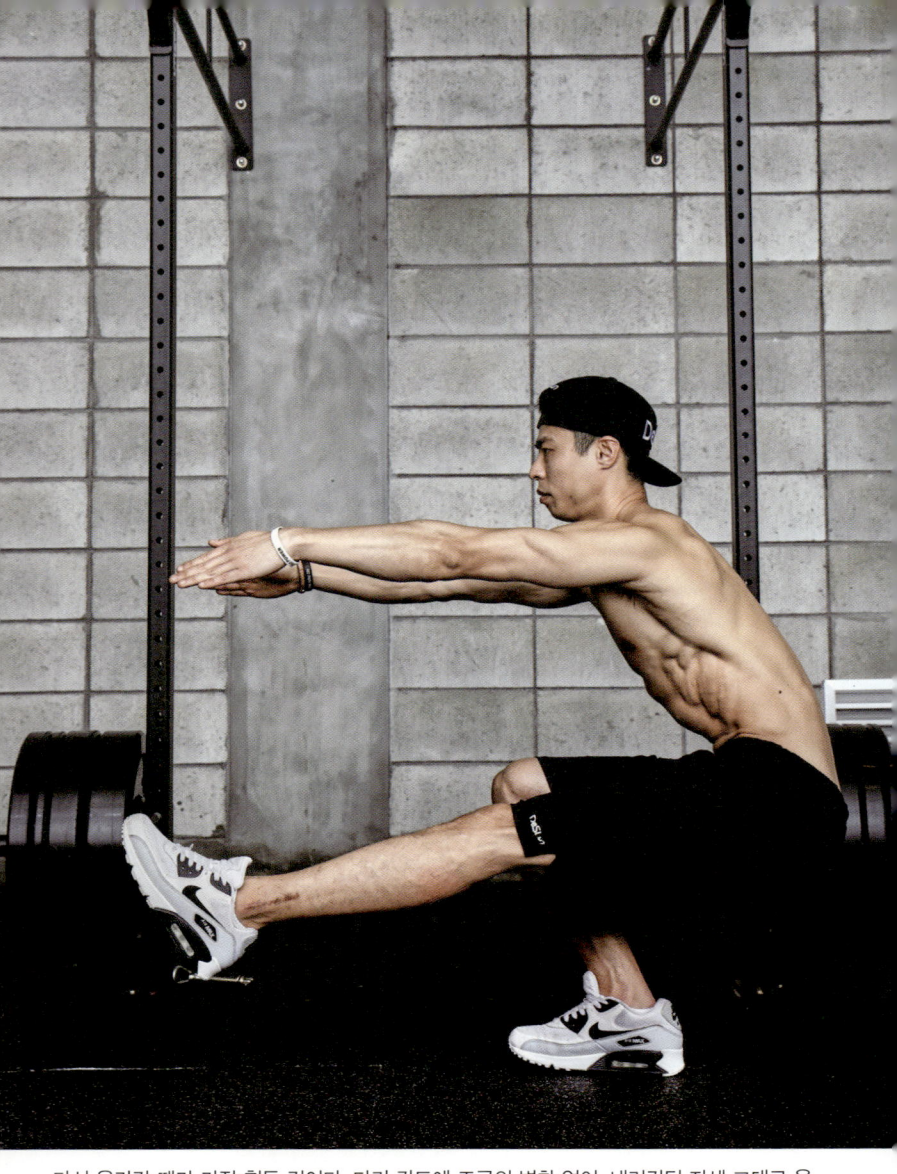

다시 올라갈 때가 가장 힘들 것이다. 다리 각도에 조금의 변화 없이, 내려갔던 자세 그대로 올라간다.

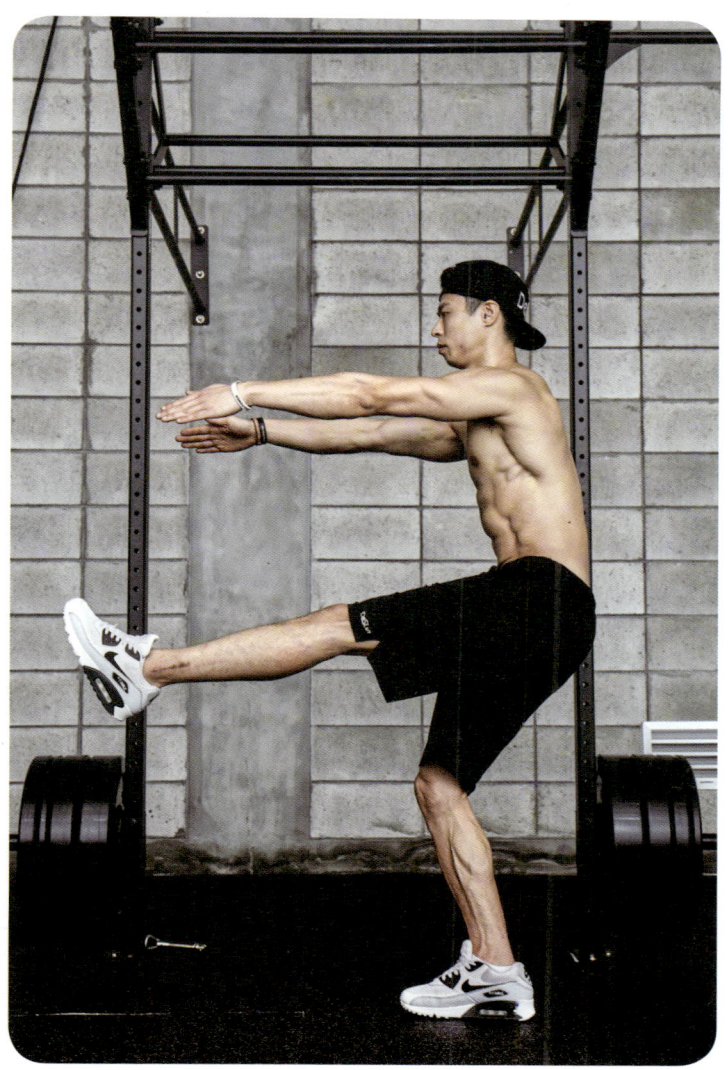

끝까지 밀어 올리고 다시 내려가기를 반복한다.

남자라면
하체

동작이 절대 안 되는 것 같지만 꼭 한 번 해보고 싶다면?
지금부터 소개하는 방법으로 연습을 해보자.
의자나 기둥, 문고리 등의 도움을 받으며 노력하다 보면
분명히 언젠가는 가능해질 것이다.

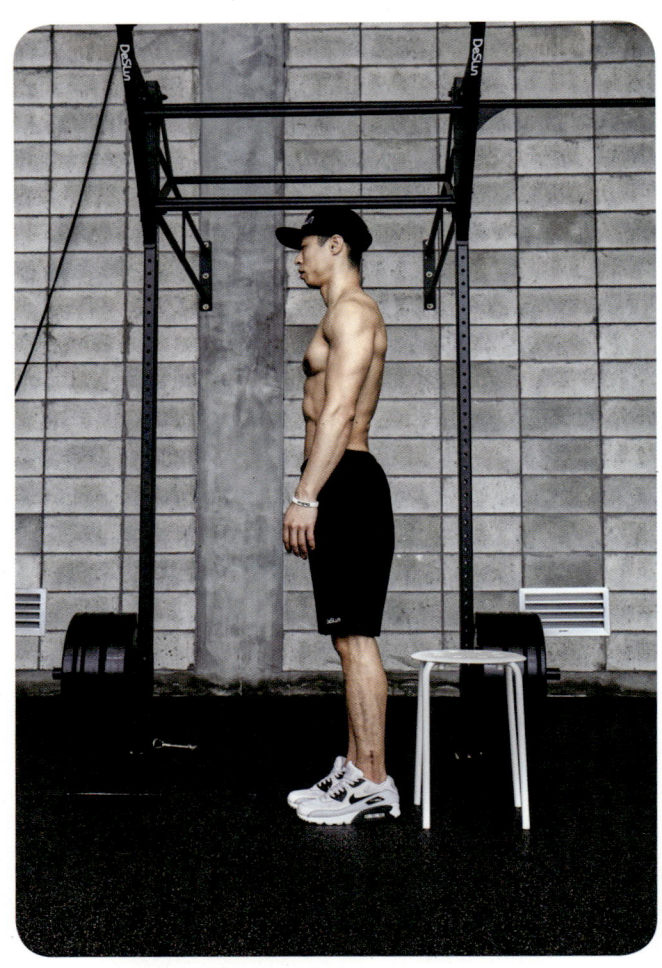

내려가는 연습을 할 때는 의자를 받쳐놓고 해보자.

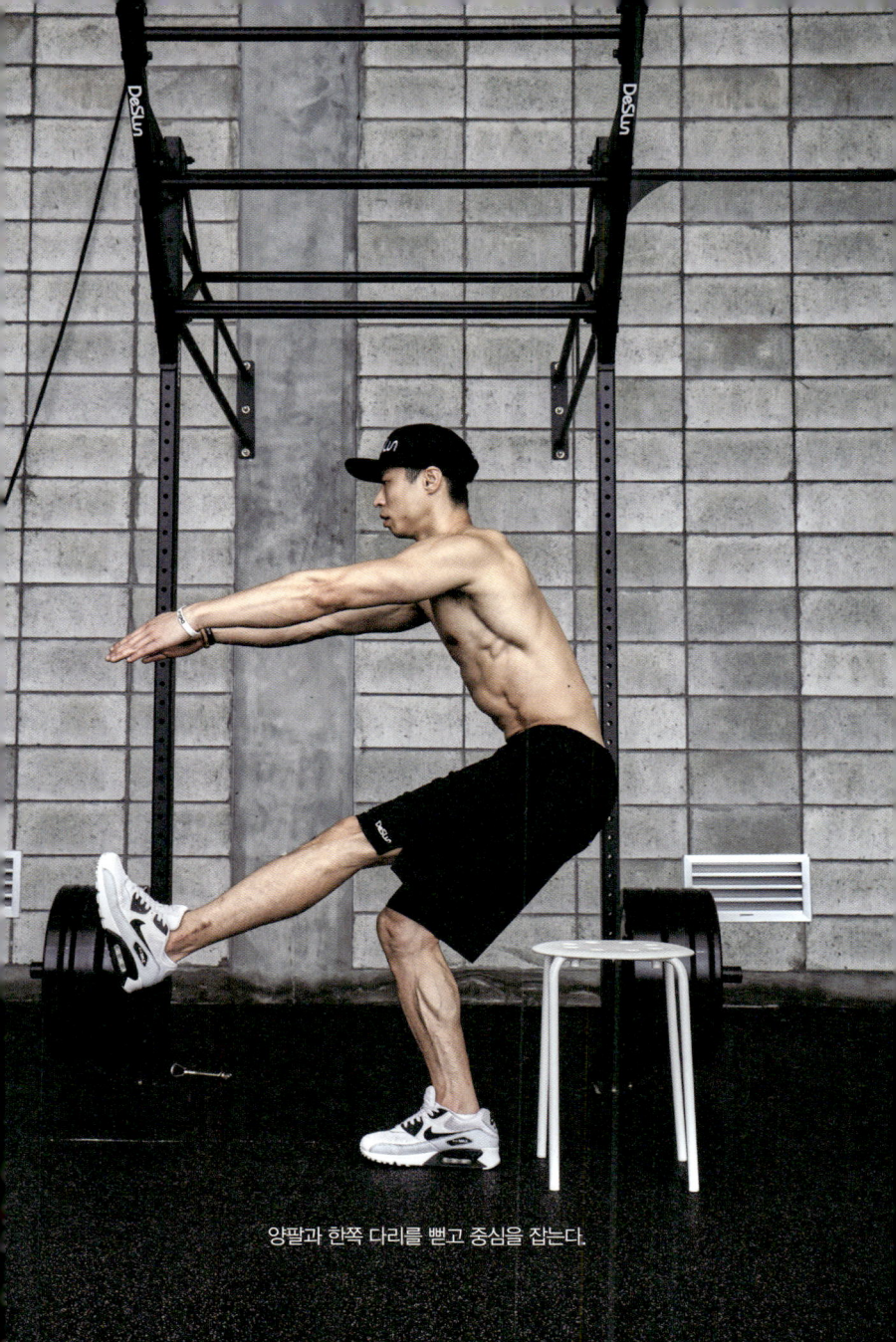

양팔과 한쪽 다리를 뻗고 중심을 잡는다.

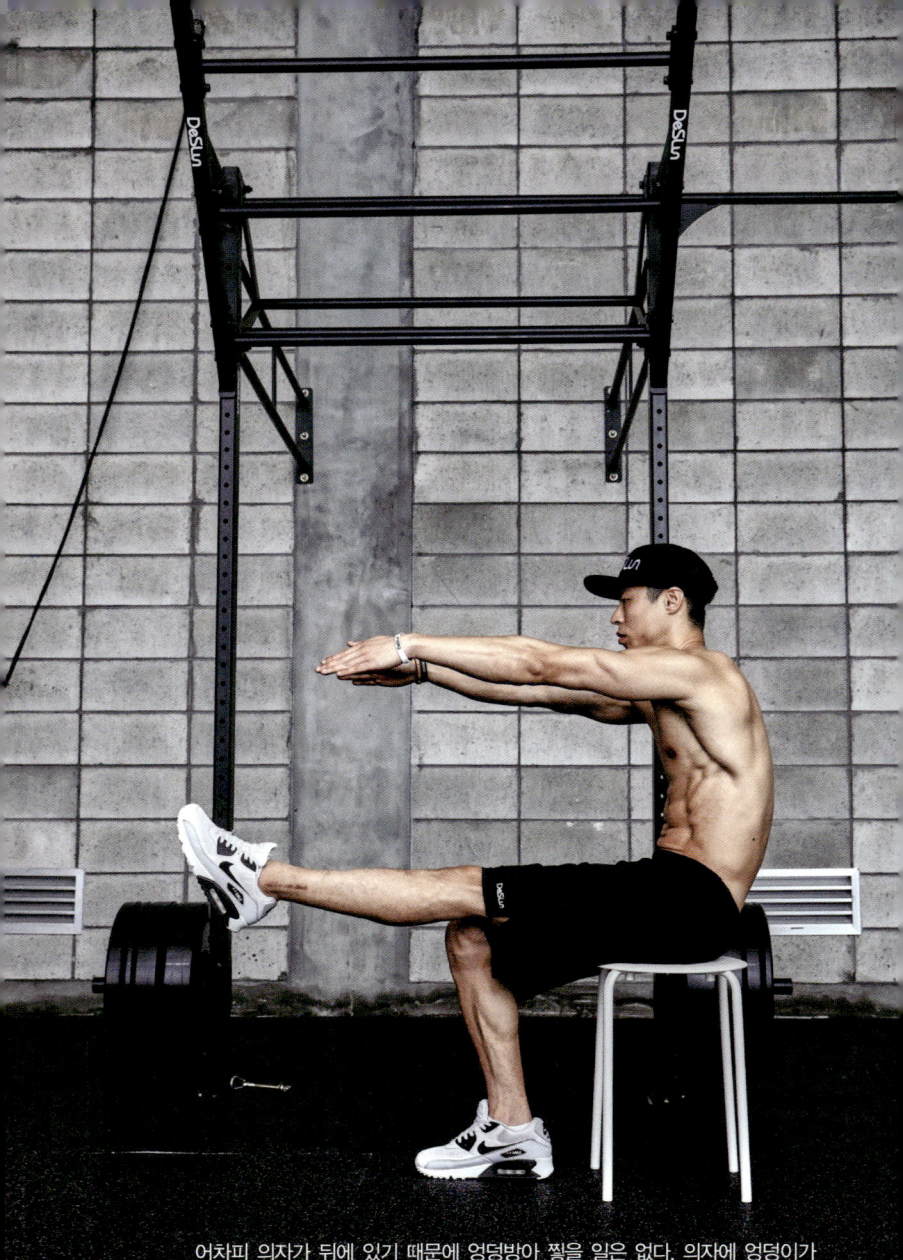

어차피 의자가 뒤에 있기 때문에 엉덩방아 찧을 일은 없다. 의자에 엉덩이가 닿기 직전까지 마음 편히 최대한 버티는 연습을 한다.

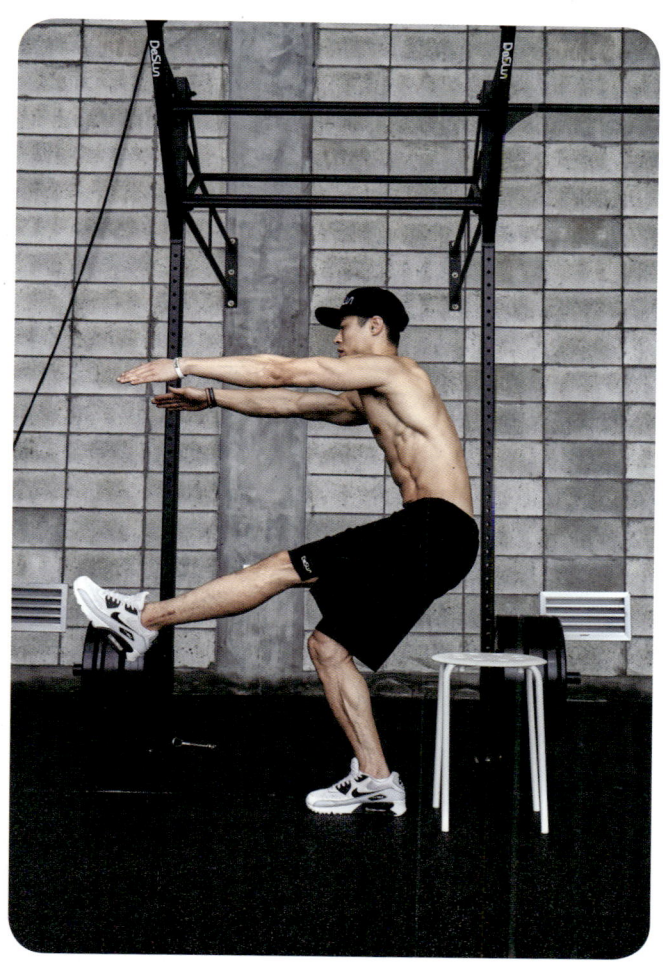

다시 밀고 일어나 또 버티는 연습을 한다.

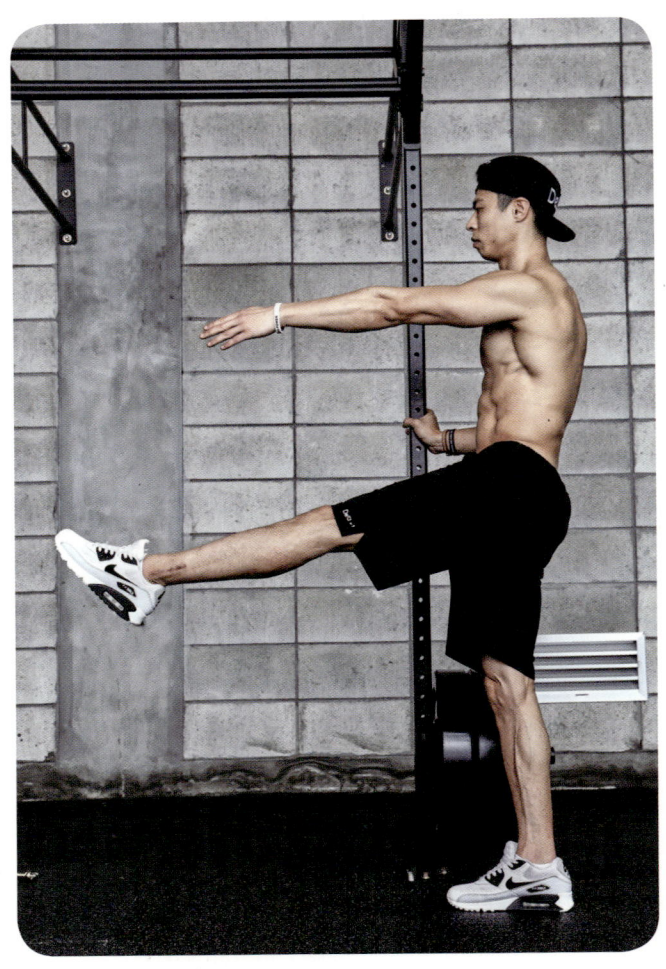

무언가를 잡고 의지하며 연습하는 것도 도움이 된다. 기둥이나 문고리같이 고정된 물체를 잡고 연습해보자.

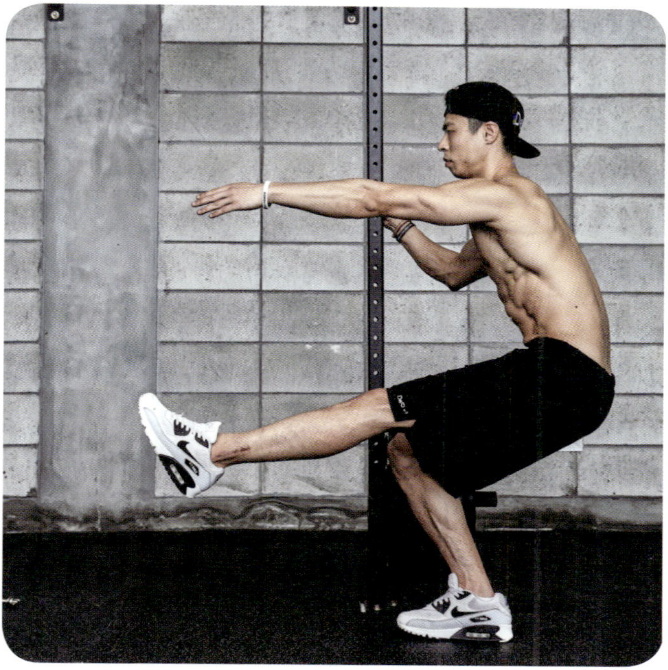

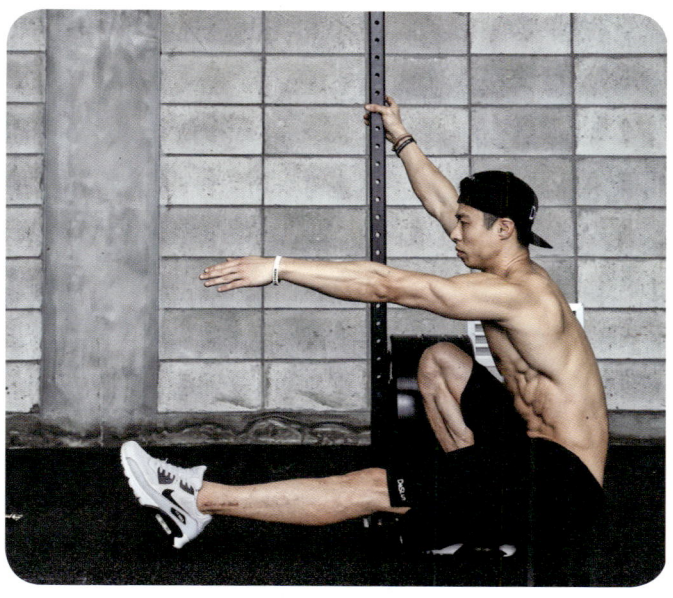

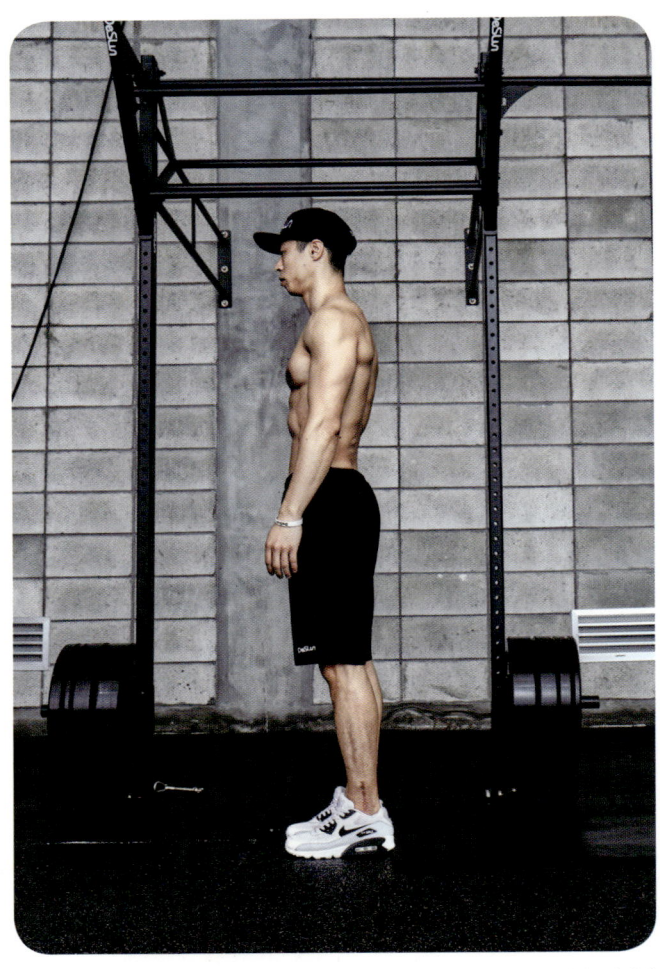

매트를 깔고 뒤로 굴렀다가 일어나는 반동을 이용하는 것도 도움이 된다. 바닥에 매트를 깔고 자리를 잡는다.

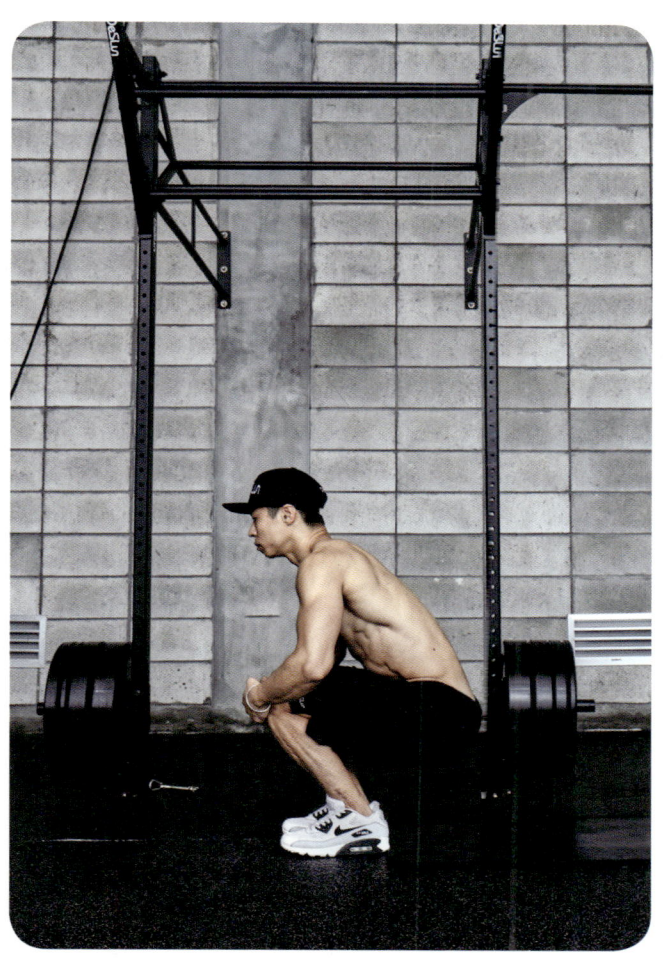

다리를 모으고 뒤로 구르기를 반만 한다.

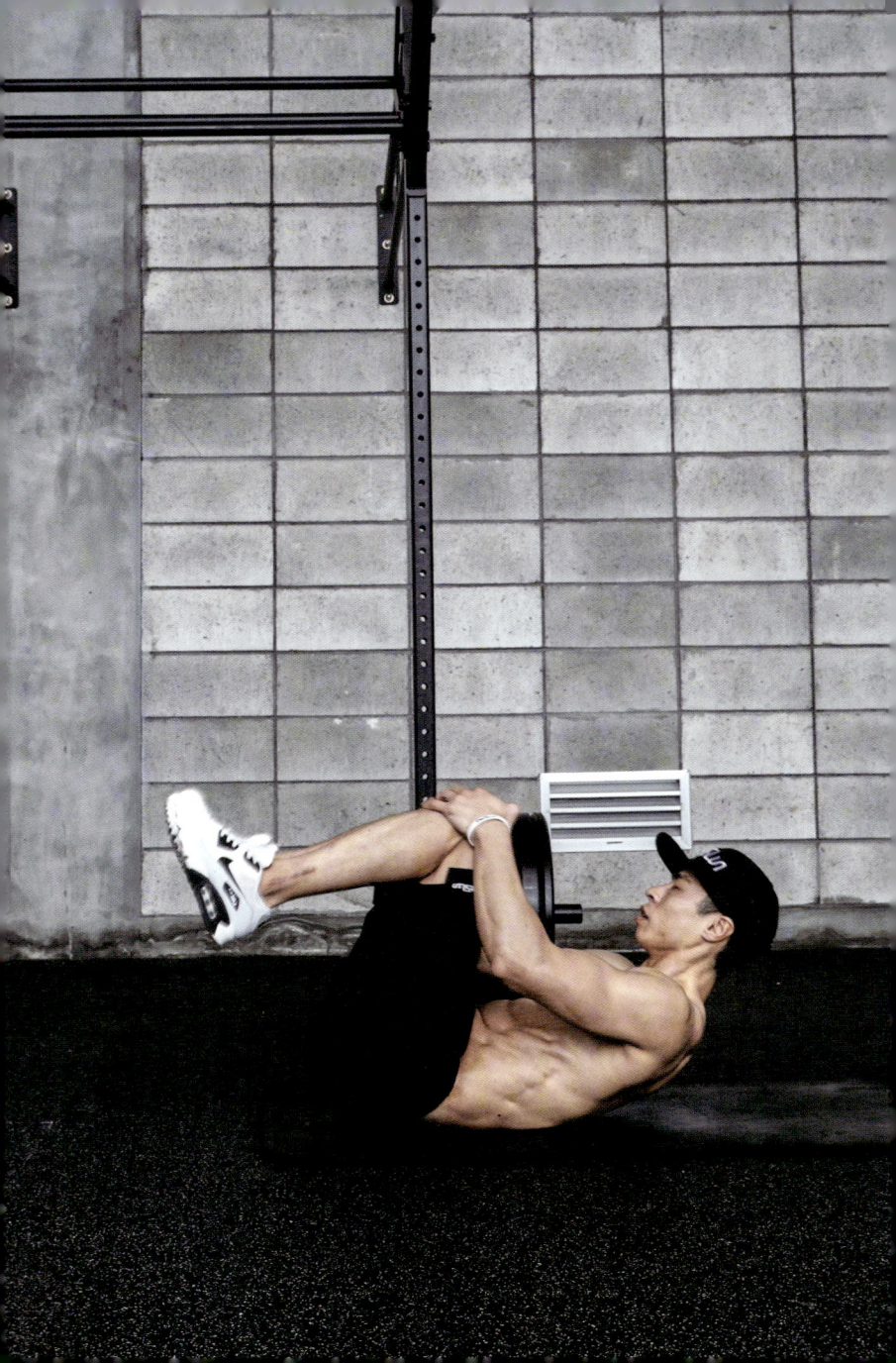

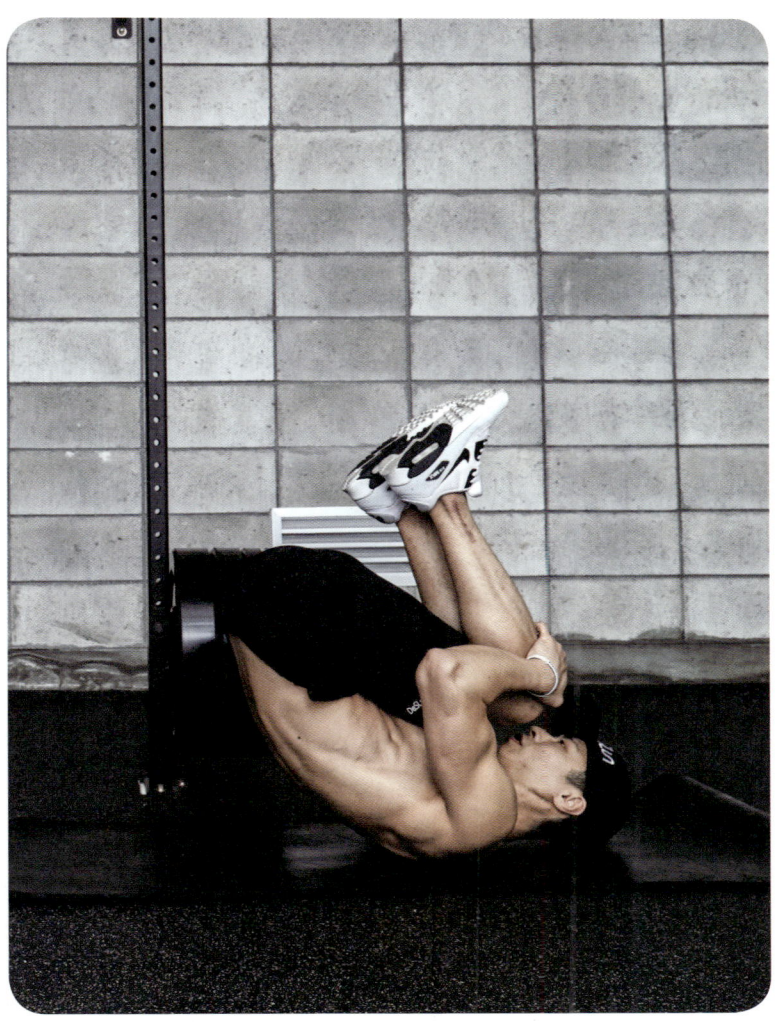

엉덩이가 들렸다가 앞으로 떨어지는 속도를 이용하여 반동을 주면서

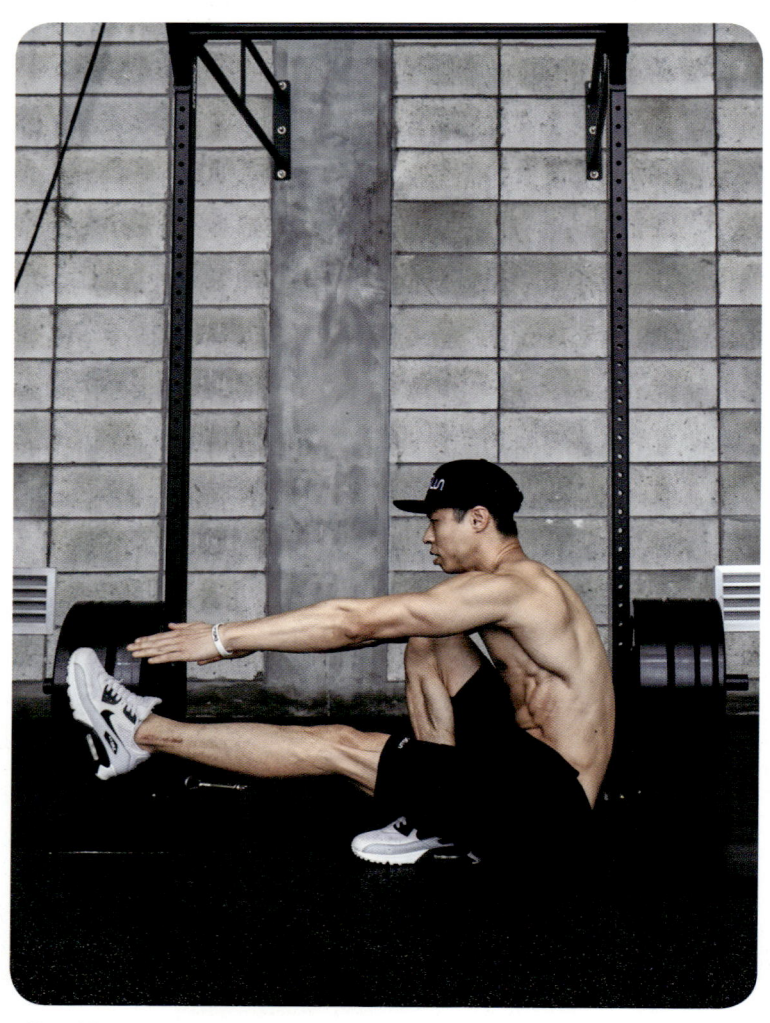

한쪽 발을 뻗고 피스톨 스쿼트 내려간 상태를 거쳐

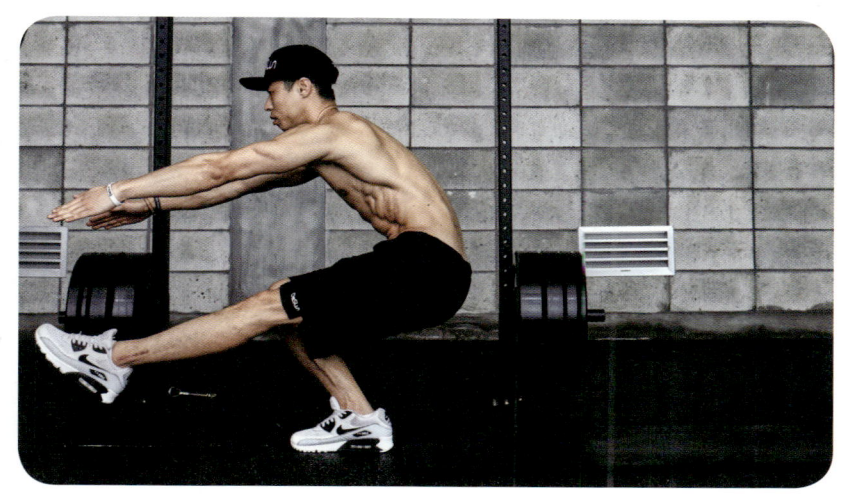

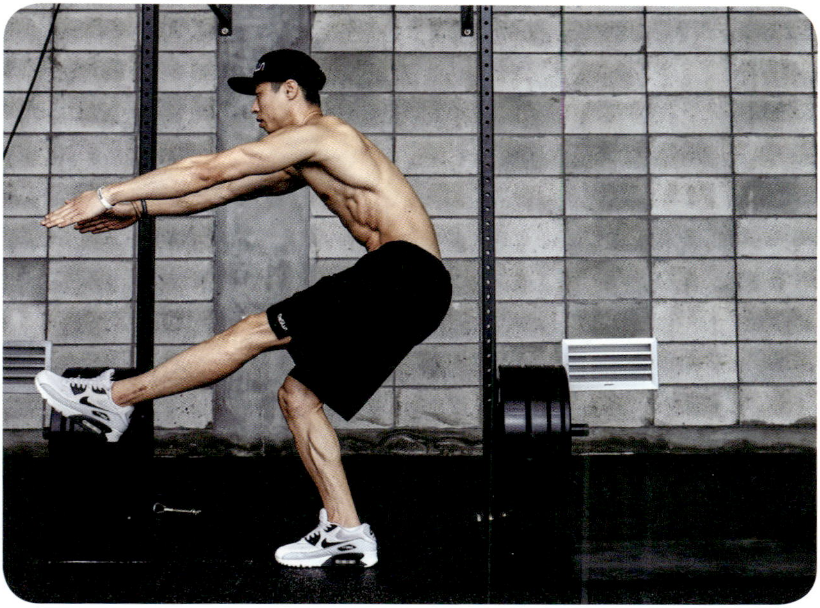

반동을 역이용해 밀어 올린다.

닥치고 데스런
남자는 코어

초판 1쇄 인쇄 2017년 7월 3일
초판 4쇄 발행 2021년 10월 5일

지은이 조성준
발행인 조상현
마케팅 조정빈

포토 필립
편집 봄눈 김사라
디자인 김성엽의 디자인모아

펴낸곳 더디퍼런스
등록번호 제2018-000177호
주소 경기도 고양시 덕양구 큰골길 33-170
문의 02-712-7927
팩스 02-6974-1237
이메일 thedibooks@naver.com
홈페이지 www.thedifference.co.kr

ISBN 979-11-6125-035-9 (13510)

- 독자 여러분의 소중한 원고를 기다리고 있습니다. 많은 투고 부탁드립니다.
- 이 책은 저작권법 및 특허법에 따라 보호받는 저작물이므로 무단전재와 무단복제를 금지합니다.
- 파본이나 잘못 만들어진 책은 구입하신 서점에서 바꾸어 드립니다.
- 책값은 뒤표지에 있습니다.

DeSLn